W0247426

Ströhle
Rück- und Seitenblicke im Zeitalter der Ernährungsver(w)irrung
- Eine Hommage an Werner Kollath -

# Alexander Ströhle

# Rück- und Seitenblicke im Zeitalter der Ernährungsver(w)irrung

## - Eine Hommage an Werner Kollath -

Ralf Reglin Verlag Köln

## Bibliografische Information der Deutschen Bibliothek

Die Deutsche Bibliothek verzeichnet diese Publikation in der Deutschen Nationalbibliografie; detaillierte bibliografische Daten sind im Internet über http://dnb.d-nb.de abrufbar.

Anschrift des Verfassers:

Dr. rer. nat. Alexander Ströhle
Lange Str. 68
34131 Kassel

Das Werk, einschließlich aller seiner Teile, ist urheberrechtlich geschützt. Jede Verwertung außerhalb der engen Grenzen des Urheberrechtsgesetzes ist ohne Zustimmung des Verlags unzulässig und strafbar. Alle Rechte, insbesondere das der Übersetzung in fremde Sprachen, vorbehalten. Kein Teil dieses Buches darf ohne schriftliche Genehmigung des Verlages in irgendeiner Form - durch Fotokopie, Mikrofilm oder irgendein anderes Verfahren - reproduziert oder in eine von Maschinen, insbesondere von Datenverarbeitungsmaschinen, verwendbare Sprache übertragen oder übersetzt werden.

**Wichtiger Hinweis: Alle in diesem Buch enthaltenen Angaben, Daten, Ergebnisse usw. wurden von dem Autor nach bestem Wissen erstellt und von ihm und dem Verlag mit größter Sorgfalt überprüft. Gleichwohl sind Fehler nicht vollständig auszuschließen. Daher erfolgen die Angaben usw. ohne jegliche Verpflichtung oder Garantie des Verlages oder des Autors. Beide üben deshalb keinerlei Verantwortung oder Haftung für etwaige inhaltliche Unrichtigkeiten aus.**

© 2009 Ralf Reglin Verlag Köln

Grafik, Satz und Layout: R. Reglin
Lektorat: Felicitas Reglin
Druck: Druckerei Krieser & Reglin, Köln
Printed in Germany

# Inhalt

# Abkürzungsverzeichnis

| | |
|---|---|
| AAP | American Academy of Pediatrics |
| ADAS | American Diabetes Association |
| AGE | Advanced glycosilation endproducts |
| AHA | American Heart Association |
| AMDR | Acceptable macronutrient distribution |
| AMP | Adenosinmonophosphat |
| AMPK | AMP-abhängige Proteinkinase |
| ATP | Adenosintriphoshat |
| BMI | Body Mass Index |
| cm | Zentimeter |
| $cm^3$ | Kubikzentimeter |
| CRP | C-reaktives Protein |
| d | Tag |
| D-A-CH | Deutschland-Österreich-Schweiz |
| DASH | Dietary Approaches to Stop Hypertension |
| DGE | Deutsche Gesellschaft für Ernährung |
| DRI | Dietary Reference Intake |
| FAO | Food and Agriculture Organization |
| FFA | Freie Fettsäure(n) |
| GI | Glykämischer Index |
| GL | Glykämische Last |
| GLUT | Glukose-Transporter |
| $HCO_3^-$ | Hydrogencarbonat-Ion |
| HCN | Health Council of the Netherlands |
| HDL | High density lipoprotein |
| HPS | Health Professional Study |
| IARC | International Agency for Research on Cancer |
| IGF-1 | Insulin-like-growth-factor 1 |
| IGFBP | Insulin-like-growth-factor-bindendes Protein |
| IL-6 | Interleukin 6 |
| IOM | Institute of Medicine of the National Academy USA |
| kcal | Kilokalorie |
| kg | Kilogramm |
| KG | Körpergewicht |
| kJ | Kilojoule |
| LDL | Low density lipoprotein |
| LPL | Lipoproteinlipase |
| $m^2$ | Quadratmeter |
| mg | Milligramm |
| min | Minute |

| | |
|---|---|
| ml | Milliliter |
| NEAP | Net endogenous acid production; Netto-Säurelast der Nahrung |
| $NH_3$ | Ammoniak |
| NHANES | National Health and Nutrition Examination Survey |
| NHS | Nurses' Health Study |
| NNR | Nordic Nutrition Recommendations |
| NO | Stickstoffmonoxid |
| ÖGE | Österreichische Gesellschaft für Ernährung |
| PAI-1 | Plasminogen-Aktivator-Inhibitor 1 |
| PAL | Physical activity level |
| PKA | Proteinkinase A |
| PRAL | Potential Renal Acid Load |
| PTH | Parathormon |
| RÄ | Retinoläquivalent |
| ROS | reaktive Sauerstoffspezies |
| RR | Relatives Risiko |
| SHGB | Sexualhormonbindendes Globulin |
| SGE | Schweizerische Gesellschaft für Ernährungsforschung |
| SPS | Sekundäre Pflanzenstoffe |
| SVE | Schweizerische Vereinigung für Ernährung |
| TBC | Tuberkulose |
| TE | Gesamte antioxidative Kapazität |
| TNF- | Tumornekrosefaktor |
| UL | Tolerable Upper Intake Level |
| VLDL | Very low density lipoprotein |
| WCRF | World Cancer Research Fund |
| WHO | World Health Organization |

# 1 Prolog

Wie ein Blick in die Auslagen von Buchläden, in die Regale von Büchereien und in die virtuellen Weiten des „World Wide Web" deutlich macht: Ernährungsthemen sind *en vogue*! Auch von akademischer Seite wird der Ernährung ein zunehmendes Interesse entgegengebracht. Tatsächlich ist unverkennbar: Das universitäre Jungpflänzchen „Ernährungswissenschaft" hat sich in den letzten Jahren zu einem etablierten und angesehenen Wissenschaftsgebiet gemausert[1]. Parallel zu dieser Entwicklung ist die Zahl der Ernährungsstudien beständig angewachsen (Abb. 1-1). Die internationalen Ernährungs-Fachzeitschriften – gegenwärtig über 100 an der Zahl – platzen vor der Fülle neu heran geschleppter Daten; und Fachbücher zu ernährungswissenschaftlichen Themen gibt es *en masse*.

Die in immer kürzerer Zeit sich vermehrenden Publikationen haben schließlich dazu geführt, dass die Halbwertszeit einzelner Veröffentlichungen immer geringer ausfällt. Was gestern noch als der letzte ernährungswissenschaftliche Schrei galt, dem haftet heute bereits das Verdikt „veraltet" an. Unsere schnelllebige Zeit ist (sehn)süchtig nach einem Mehr an immer noch neueren (Ernährungs)Informationen. Aktuell ist, so das Diktum der Informationsgesellschaft, was neu ist. Und nur was neu ist, kann aktuell sein. Entsprechend schnell und schneller dreht sich das Karussell der Ernährungsforschung, laufen die Druckerpressen auf Hochtouren, um die Nachfrage an neuer Litera-

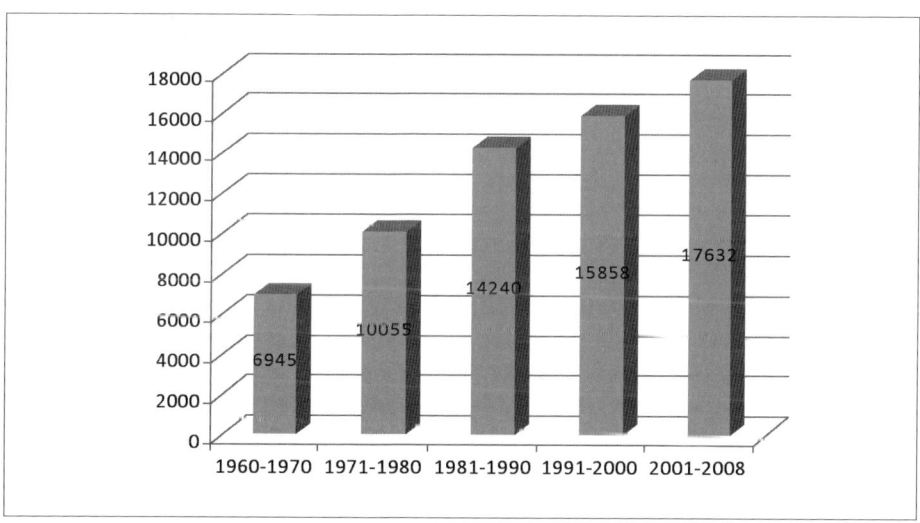

**Abb. 1-1: Zunahme der publizierten Fachbeiträge zum Thema Ernährung (Recherche in der Datenbank Medline am 10.12.2008)**

tur zum Thema Ernährung zu befriedigen.

Vor diesem Hintergrund ist es umso erstaunlicher, dass manche Veröffentlichungen, obwohl reich an Jahren, nicht tot zu kriegen sind. Sie trotzen den unsteten Winden der Ernährungsmoderne, die beständig eine Unzahl neuer und mitunter verwirrender Informationen heranwehen.

Zu dieser Art von Publikationen zählen die Schriften des Ernährungsforschers und Hygienikers Werner Kollath (1892-1970). Insbesondere sein vielleicht populärstes Werk *„Die Ordnung unserer Nahrung"*[2] besitzt mit seinen 67 Jahren eine bemerkenswert lange Halbwertszeit. Die nunmehr in der 17. Auflage erschienene Schrift erfreut sich nach wie vor einer großen Leserschaft. „Es gibt", wie Prof. Claus Leitzmann attestiert, „wohl kein anderes Buch zum Thema Ernährung, das über so viele Jahre nichts an seiner Aktualität eingebüßt hat[3]."

Aktualität kann ein Werk auf verschiedene Weise besitzen. Zum einen in dem Sinne, dass seine Inhalte zeitgemäß und gegenwartsbezogen zu nennen sind; das Werk uns Heutigen also „etwas zu sagen" hat, indem es zum Nachdenken einlädt und anregt.

Das Wort „Aktualität" impliziert zum anderen aber auch Wirksamkeit, wie das mittellateinische Wort *„actualitas"* nahe legt. Ein Werk ist demzufolge aktuell zu nennen, wenn es einen Einfluss auf die Gegenwart ausübt.

Dieses Buch ist von der Überzeugung getragen, dass die Arbeiten von Werner Kollath Wirksamkeit besitzen, *indem* sie zeitgemäße Fragen zur Ernährung und Ernährungsforschung stellen und mitunter auch beantworten.

Ziel dieser Schrift soll es sein, einen kleinen Einblick in diese doppelte Aktualität der Arbeiten von Kollath zu vermitteln – jenseits einer unkritischen Glorifizierung derselben. Denn trotz (oder wegen) seiner Popularität sah und sieht sich das Werk Kollaths auch der Kritik ausgesetzt[4].

So bewegt sich das vorliegende Buch dialektisch zwischen den Ansprüchen der Kollathschen Lehre und ihren (selbstgesetzten) Grenzen. Ein solches Vorhaben eröffnet nicht nur Möglichkeiten unterschiedlicher Perspektiven, sondern zwingt auch zur thematischen und inhaltlichen Auswahl. Deshalb fokussiert das vorliegende Buch primär auf die ernährungswissenschaftlichen Arbeiten Kollaths, ohne die anderen Facetten seines Werkes negieren zu wollen.

# 2 Was sollen wir essen? – Kollaths Ernährungsempfehlungen im Lichte der Gegenwart

*„What are we to do when the irresistible force of the need to offer clinical advice meets with the immovable object of flawed evidence? All we can do is our best: give the advice, but alert the advises to the flaws in the evidence on which it is based[5]. "*

Seit Jahren schon ist sie weltweit zur Rasterfahndung ausgeschrieben und ein ganzes Heer an Spezialisten sucht eifrig nach ihr: Gefahndet wird nach der „gesunden" und „optimalen" Ernährungsweise. Und obwohl – oder gerade weil (?) – die zivilisierte Welt noch niemals zuvor ein so großes Heer an Ernährungsforschern beheimatet hat, scheint guter Rat teurer zu sein denn je.

Vor dem Hintergrund der jüngsten Debatten um die „richtige" Ernährung[6] wird im Folgenden der Frage nachgegangen, inwieweit das Werk Kollaths als zeitgemäße Ernährungs-Orientierung dienen kann: Kollaths Ernährungslehre - ein ruhender Pol inmitten einer ruhelosen Epoche und damit aktueller denn je?

## 2.1 Ernährung im 21. Jahrhundert – verloren im Meer widersprüchlicher Empfehlungen

Heute ist „gesunde" Ernährung zumindest begrifflich in vielerlei Munde. Doch wie sie nun genau auszuschauen hat, darüber streiten und scheiden sich die Geister. Diesen Eindruck jedenfalls muss der interessierte Laie gewinnen, wenn er die Ecken mit Ernährungsratgebern in deutschen Buchhandlungen durchstöbert oder Fernsehsendungen zur „gesunden Ernährung" verfolgt: Rohkost[7], fleischlose Kost[8], kohlenhydratarme[9] oder fettarme Ernährung[10], ein Leben mit[11] oder ohne Brot[12] – die babylonische Ernährungsver(w)irrung hat gar viele Facetten.

Auch innerhalb des akademischen Ernährungsestablishments gehen die Meinungen darüber auseinander, wie eine „gesunde Ernährung" beschaffen sein sollte – davon zeugt nicht zuletzt die Kontroverse um die "richtige(n)" Ernährungspyramide(n). Deren Zahl hat sich in der jüngeren Vergangenheit in kaum noch überschaubarem Umfang erhöht[13].

Auffallend bei all den Ernährungsdebatten ist der Umstand, dass die Diskussion sich mehr und mehr abhebt von der Ebene der Lebensmittel(realität), hinauf in die lebensfernen und abstrakten Regionen der Nährstoffe. Symptomatisch hierfür sind die folgenden Beispiele.

**Beispiel 1: Makronährstoffempfehlungen im internationalen Vergleich**

In der jüngeren Vergangenheit ist eine intensiv geführte Diskussion um das „richtige" Makronährstoffverhältnis, d.h. der Energie%-Anteile, die aus Nahrungs-Kohlenhydraten,-Fetten und -Proteinen stammen sollten, entbrannt[14].

Während etwa die Deutsche Gesellschaft für Ernährung (DGE) es für präventivmedizinisch geboten ansieht, die Fettzufuhr auf 30 Energie% zu begrenzen[15], hält das Health Council of the Netherlands einen Fettanteil von bis zu 40 Energie% für akzeptabel[16]. Noch deutlicher differieren die Auffassungen beim Proteinanteil der Nahrung. Die Empfehlungen der Ernährungsorganisationen variieren hier um den Faktor 3,5 (Tab. 2-1). Schließlich existieren aktuelle Empfehlungen zu „einer gewichtserhaltenden präventiven Ernährung", die eine Beschränkung des Kohlenhydratanteils auf 40 Energie% vorsehen, bei gleichzeitig erhöhtem Proteinanteil (20-30 Energie%)[17] – gewissermaßen also das Gegenteil der proteinrestriktiven und kohlenhydratliberalen Ernährungs-empfehlung der DGE.

**Tabelle 2-1: Empfehlungen zur Makronährstoffaufnahme nach verschiedenen nationalen und internationalen Fachgremien[18]**

| Nährstoff | Gesamtfett (Energie%) | Kohlenhydrate (Energie%) | Protein (Energie%) |
|---|---|---|---|
| NNR[a] | 30 (25-35) | 55 (50-60) | 15 (10-20) |
| D-A-CH[b] | 30 | 50 | 8-10 |
| HCN[c] | 20-40 | > 40 | < 25 |
| Euro diet | < 30 | > 55 | - |
| WHO/FAO[d] | 15-30 | 55-75 | 10-15 |
| IOM[e] (AMDR[f]) | 20-35 | 45-65 | 10-35 |

[a] Nordic Nutrition Recommendations
[b] Referenzwerte der Deutschen Gesellschaft für Ernährung (DGE), Österreichischen Gesellschaft für Ernährung (ÖGE), Schweizerischen Gesellschaft für Ernährungsforschung (SGE) und der Schweizerischen Vereinigung für Ernährung (SVE)
[c] Health Council of the Netherlands
[d] Zielwerte der World Health Organization (WHO) und der Food and Agriculture Organization (FAO)
[e] Institute of Medicine of the National Academy USA (Food and Nutrition Board)
[f] Acceptable macronutrient distribution

Tatsächlich wird der Empfehlung, wonach eine „ vollwertige Mischkost […] reichlich, d.h. mehr als 50% der Energiezufuhr, Kohlenhydrate enthalten" sollte[19], mitunter heftig widersprochen. Einspruch erhebt u. a. der bekannte Ernährungsepidemiologe Walter Willett von der Harvard-Universität. In einem Leitartikel der Fachzeitschrift *American Journal of Nutrition* kritisierte er bereits im Jahr 1998 die gängige Botschaft, dass eine an komplexen Kohlenhydraten reiche Ernährung die Gesundheit fördere. Es existieren, so seine Auffassung, praktisch keine empirischen Belege, dass eine solche Kost eine gesundheitsfördernde Wirkung besitze. Vielmehr wiesen die Ergebnisse von Stoffwechsel- und Beobachtungsstudien darauf hin, dass diese Ernährungsform der Gesundheit schaden könnte[20].

Schließlich wurde und wird auch die Frage kontrovers diskutiert, ob und in welchem Maße der Fettanteil der Nahrung einen Einfluss auf das Erkrankungsrisiko nimmt. Dabei ist die früher als gesichert geltende Auffassung „Fett macht fett" in die Kritik geraten[21].

Auch beim Thema Nahrungsfett und Herz-Kreislauf-Erkrankungen hat sich ein Wandel in der Bewertung vollzogen. Galt bis in die jüngere Vergangenheit noch die Auffassung, dass ein hoher Fettanteil das Risiko für Herzinfarkt und Schlaganfälle erhöht, so stützt die Studienlage keine derartige Behauptung[22]. Ähnlich liegt der Fall bei Diabetes mellitus Typ 2[23] und Dickdarmkrebs[24]. Auch hier stellt der relative Fettanteil an der Gesamtenergiezufuhr keinen unabhängigen Risikofaktor dar. Allerdings wird an anderer Stelle seitens der Ernährungsmedizin erklärt, dass ein hoher Fettkonsum das Risiko für Dickdarmkrebs steigert. Verbunden ist dies mit der Empfehlung, den Fettverzehr auf 25-30 Energie% zu reduzieren[25].

**Beispiel 2: Aufstieg, Fall – und Aufstieg der Ballaststoffe**

Ähnlich nutritive Dissonanzen bestehen in Sachen Ballaststoffen. So galten diese noch bis vor kurzem als mögliche Schutzstoffe gegen Dickdarmkrebs[26]. Danach wirken Ballaststoffe chemopräventiv, indem sie[27]:

• die Darmpassage verkürzen und damit die Kontaktzeit potenzieller Noxen mit der Dickdarmschleimhaut vermindern,

• sekundäre Gallensäuren, die zum Teil zytotoxisch und karzinogen wirken, binden und ihre Ausscheidung forcieren,

• kurzkettige Fettsäuren bilden und so die Zellproliferation als auch die Synthese sekundärer Gallensäuren hemmen.

Zusätzlich lässt das hohe Angebot an wasserlöslichen Ballaststoffen die Populationsdichte kolonständiger Bakterien anwachsen. Die Bakterienpopulation entzieht dem Darmlumen Ammoniak ($NH_3$), das einen potenten Krebspromotor darstellt. Einzelne kurzkettige Fettsäuren, insbesondere Butyrat, wirken proapoptotisch und können so bereits in einem frühen Stadium die Krebsentwicklung hemmen.

Trotz dieses chemopräventiven Potenzials beurteilt ein Expertenkomitee der Ernährungsorganisation der Vereinten Nationen (FAO) die Evidenz für einen protektiven Effekt beim Menschen als unzureichend[28]. Tatsächlich lässt eine Auswertung von 13 Kohortenstudien mit mehr als 725.000 Teilnehmern nach Adjustierung um mögliche Störgrößen (Energie- und Folsäureaufnahme, Alkohol- und Fleischkonsum etc.) keine Assoziation zwischen der Ballaststoffzufuhr und dem Risiko kolorektaler Krebserkrankungen erkennen[29]. Allerdings wird die wissenschaftliche Evidenz für einen risikosenkenden Effekt ballaststoffreicher Lebensmittel im Hinblick auf Dickdarmkrebs im aktuellen WCRF-Bericht wiederum als überzeugend gewertet[30].

**Beispiel 3: Eiertänze ums Nahrungscholesterol**

Die vielleicht bekannteste Ernährungskontroverse betrifft das Nahrungscholesterol. Wie kaum ein anderer Stoff gilt dieser seit vielen Jahren als unerwünschter, weil gesundheits-gefährdender Nahrungsbestandteil. Eine hohe Cholesterolzufuhr, so die gängige Lehrbuchmeinung, erhöht die Konzentration an Gesamt- und an LDL-Cholesterol im Blut, wodurch das Risiko für Herz-Kreislauf-Erkrankungen ansteige. Entsprechend empfehlen die meisten Fachgesellschaften, die Cholesterolaufnahme über die Nahrung auf <300 mg/Tag zu beschränken[31]. Nicht verwunderlich deshalb, dass besonders cholesterolreiche Lebensmittel, wie z. B. Eier, nur zum gelegentlichen Verzehr als geeignet erscheinen. Tatsächlich aber wird – wie könnte es auch anders sein – der Einfluss des Eierverzehrs auf das Lipidprofil und das kardiovaskuläre Risiko sehr kontrovers diskutiert[32].

So wenden Kritiker der Cholesterolkampagne ein, dass Nahrungscholesterol einen nur geringen Einfluss auf die Serum-Cholesterolkonzentration ausübe[33]. 100 mg Nahrungscholesterol pro Tag, so das Ergebnis einer Metaanalyse von 17 Interventionsstudien, steigert die Konzentration an Gesamtcholesterol lediglich um 2,2 mg/dl[34] – ein äußerst schwacher Effekt. Wird die Zufuhr an Nahrungscholesterol um 200 mg/Tag vermindert, also z. B. von 500 mg/Tag auf die empfohlenen 300 mg/Tag, dann lässt sich der Gesamtcholesterolspiegel gerade mal um etwa 5 mg/dl senken[35]. Schließlich wurde in einer prospektiven Kohortenstudie der Frage nachgegangen, inwieweit die Höhe des Eierverzehrs das Risiko für kardiovaskuläre Ereignisse erhöht. Ergebnis: Bei Gesunden zeigt sich kein entsprechender Zusammenhang[36].

Angesichts der aufgezeigten Beispiele kann der resignierende Untertitel in einer Ausgabe der Wochenzeitung „Die Zeit" zum Thema Ernährung nicht verwundern: „Wissenschaftler und Diätgurus", so die Klage der Journalistin, „verwirren uns mit unzähligen Ernährungsweisheiten[37]." So ertrinken wir also in Wissen – und dürsten nach Einsicht[38]. Ein Phänomen unserer Tage?

## 2.2  Die Ernährungsgegenwart gespiegelt in der Vergangenheit

Um die zuletzt aufgeworfene Frage zu beantworten, ist eine Zeitreise angebracht. Blicken wir also zurück; zurück in das Jahr 1941. Damals notierte Werner Kollath für die Einführung zur 1. Auflage der *Ordnung unserer Nahrung*:

„Die Forschungsergebnisse der letzten Jahrzehnte haben dazu geführt, dass der moderne Mensch in der Ernährung ein kaum lösbares Problem sieht[39]."

Den Grund hierfür sah Kollath darin, „dass die Beurteilung der Nahrung nach rein wissenschaftlichen Richtlinien vom jeweiligen Stand der Wissenschaft abhängen muss." „Auch heute noch", so Kollath weiter, „ist kein Abschluss der Erkenntnisse abzusehen, und deshalb ändert sich die auf chemischen Analysen beruhende Ernährungslehre fortwährend, so dass das Publikum allmählich das Vertrauen verliert[40]."

Damit beschreibt Kollath im Grunde nur, was sich auch heute beobachten lässt: Mit der Zahl an Veröffentlichungen zum Thema „Ernährung" scheint auch die Verunsicherung der Verbraucher anzuwachsen. So hat – um mit Erwin Chargaff zu sprechen, „die unerhörte Fülle von Information, die uns mit unerwarteter Raschheit überfallen [...] mehr Verwirrung als Erleuchtung gebracht[41].": „Je mehr wir wissen, desto weniger wissen wir[42]."

Woran mag das liegen?
Kollath hat hierfür insbesondere die einseitig analytisch ausgerichtete Ernährungsforschung seiner Tage verantwortlich gemacht. Diese habe die Tendenz, sich mehr und mehr in chemischen Detailfragen zu verlieren. „Letzten Endes" führe „diese Auffassung dahin, dass das natürliche Lebensmittel als Ganzes aus der Wissenschaft [...] verschwinden muss und dass an dessen Stelle eine Summe der chemisch identifizierten Teile tritt[43]." Diese analytische Fragmentierung der Nahrung in Kohlenhydrate, Fette, Eiweiß, Vitamine und Mineralstoffe führe schließlich zu abstrakten, lebensfernen Ernährungsempfehlungen.

Betrachtet man die heutige Situation im Ernährungsbereich, dann zeigt sich, wie aktuell Kollaths Thesen sind. Waren es in den Tagen Kollaths einzelne Vitamine oder Mineralstoffe, die im Fokus der Ernährungsforschung und der Ernährungsempfehlungen standen, so erleben wir gegenwärtig eine Debatte um das „richtige" Makronährstoffverhältnis: Wurde gestern noch „low fat" propagiert, so schlägt heute die „low carb"-Welle hohe Wogen, so dass bereits von einer „low carb"-Manie die Rede ist. Die Situation gleicht auch hier derjenigen, wie Kollath sie bereits vor über 60 Jahren analysiert hat: Einzelne Lebensmittel werden auf bestimmte Nährstoffe reduziert, so dass deren Gehalt zum ausschließlichen Maßstab dafür erhoben wird, wie bestimmte Lebensmittel ernährungsphysiologisch zu bewerten sind.

## 2.3  Die Nährstoffbäume oder: Tabellenzauber

Das nährstofffixierte Denken hat sich ganz allgemein tief im ernährungswissenschaftlichen Bereich eingebürgert. Davon zeugen nicht zuletzt die publizierten Nährwerttabellen und die Tatsache, dass die Fachgremien in verschiedenen Ländern (z. B. die Deutsche Gesellschaft für Ernährung) nährstoffbezogene Empfehlungen ausgeben. So gelten Referenzwerte für die Nährstoffzufuhr als eine wesentliche Basis „für die Beurteilung der Qualität unserer Lebensmittel und unserer Ernährung[44]."

Die entsprechenden Nährstoffempfehlungen sind im Allgemeinen so gestaltet, dass mit den jeweils empfohlenen Nährstoffmengen praktisch die gesamte Bevölkerung, alters- und geschlechtsspezifisch aufgegliedert, ausreichend versorgt ist. In diesem Zusammenhang kommt es allerdings häufig zu einer Verwechslung der Begriffe „Empfehlung" und „Bedarf"[45].

**Nährstoffbedarf:** Hierunter wird die Menge eines Nährstoffs verstanden, die bei einem Individuum zugeführt werden muss, um eine ausreichende Versorgung sicherzustellen (Aufrechterhaltung aller Körperfunktionen, keine biochemisch oder klinisch nachweisbaren Mangelerscheinungen). Der Bedarf für die einzelnen Nährstoffe ist eine individuelle, auf den einzelnen Menschen in seiner jeweiligen Situation bezogene Größe, die daher zahlreichen exogenen und endogenen Einflüssen (u. a. Lebensalter, Geschlecht, Gesundheitszustand, Einnahme von Medikamenten) unterliegt und bereits von Tag zu Tag schwanken kann. Eine genaue Bestimmung ist daher nur unter exakt definierten experimentellen Bedingungen möglich und in vielen Fällen bis heute nur ansatzweise realisiert. Ein wesentlicher Grund hierfür besteht in experimentellen und methodischen Limitationen. So wären hierzu z. B. vielfach gezielte Mangelexperimente notwendig, was sich schon aus ethischen Erwägungen beim Menschen verbietet. Aus diesem Grund werden neben experimentellen Daten auch Ergebnisse epidemiologischer Untersuchungen berücksichtigt. Hierbei wird an größeren Bevölkerungsgruppen der biochemische oder klinische Ernährungszustand erfasst und versucht, dies mit der ermittelten Nährstoffzufuhr in Verbindung zu setzen. Dadurch lassen sich Anhaltspunkte dafür gewinnen, welche Nährstoffmenge in einer Bevölkerungsgruppe bedarfsdeckend ist.

**Empfehlungen für die Nährstoffzufuhr:** Von wissenschaftlichen Fachgremien herausgegebene Vorgaben, die dazu dienen, der Bevölkerung eine Orientierungshilfe zur wünschenswerten Nährstoffzufuhr zu geben. In Deutschland werden diese von der Deutschen Gesellschaft für Ernährung in Kooperation mit den österreichischen und schweizerischen Fachgremien erarbeitet und in Form der „Referenzwerte für die Nährstoffzufuhr" ausgegeben. Die Werte sind dabei so bemessen, dass sie die Nährstoffversorgung nahezu aller Personen (97,5 %) der jeweiligen Bevölkerungsgruppe sicherstellen sollen. Sie liegen deshalb höher als der durchschnittliche Nährstoffbedarf. Grundsätzlich gelten die Empfehlungen für die Nährstoffzufuhr für gesunde Personen. Ein erhöhter Nährstoffbedarf, wie er sich unter bestimmten physiologischen Anforderungen (schwere physische Belastungen, extreme Klimabedingungen, chronische Erkrankungen oder starke Fremdstoffbelastungen) ergibt, wird nicht oder nur teilweise berücksichtigt.

Die Schwierigkeiten bei der Festlegung von Nährstoffempfehlungen kommen schließlich dadurch zum Ausdruck, dass von verschiedenen Gremien bzw. Institutionen abweichende Referenzwerte publiziert werden (siehe das Beispiel „Makronährstoffempfehlungen im internationalen Vergleich" in Kapitel 2.1) – und diese sich zudem von Zeit zu Zeit ändern, was weiter zur Verwirrung beiträgt. Der Grund hierfür liegt zum einen darin, dass sich der wissenschaftliche Erkenntnisstand in Abhängigkeit von der Datenlage ändern kann. Zum anderen hängt die empfohlene Zufuhr davon ab, welche Effekte erzielt werden sollen. So ist es z. B. zu erklären, dass die Vitamin-C-Empfehlungen heute vielfach deutlich höher liegen als früher (Exkurs 1).

Wie alle Wissenschaften ist eben auch die Ernährungswissenschaft einem ständigen Erkenntniszuwachs unterworfen. Oder, um es mit Kollath zu sagen: „Unser Wissen hängt vom Stand der chemischen, physikalischen und physiologischen Forschung ab. Da die Methoden sich dauernd verfeinern, werden Befunde, die ursprünglich einfach erscheinen, immer komplizierter. Bisher hat sich kein einziger Befund ergeben, der nicht im weiteren Verlauf andere Deutungen erfahren musste als zu Anfang[48]."

Ganz unabhängig von der Einsicht, dass die Daten zum Nährstoffbedarf des Menschen bei weitem nicht vollständig sind und unser Wissen also lückenhaft ist, ist die Frage zu stellen, welche praktische Relevanz nährstoffbezogene Ernährungsempfehlungen besitzen sollen.

Die Antwort Kollaths hierzu war eindeutig. Derartige Empfehlungen, so Kollath, seien nichts weiter als „eine moderne Form der uralten magischen Zauberformeln [...] mit denen die Priester Assyriens oder Ägyptens die Völker zu lenken versuchten[49]." Entsprechend wandte Kollath sich entschieden gegen die Vorstellung, die damals in Mode gekommenen Kalorien-, Mineral- und Vitamintabellenwerke hätten irgendeine praktische Bedeutung „für die Ernährung der vielen Millionen einzelnen Haushalte". Ganz im Gegensatz betonte Kollath die Notwendigkeit, dass eine für die Praxis taugliche Ernährungsempfehlung „nicht schwierige chemische oder gar physikalische Be-

**Exkurs 1: Dosis-Wirkungs-Beziehung am Beispiel von Vitamin C oder: Relativität in der Ernährungswissenschaft[46]**

Die gesundheitliche Wirkung von Nährstoffen kann in Abhängigkeit von der zugeführten Menge deutlich variieren. Eine Dosierung, die ausreicht, schwerwiegende biochemische und morphologische Veränderungen zu verhindern, muss nicht mit derjenigen Menge identisch sein, die für die Gesunderhaltung „optimal" ist. Diese Relation erklärt auch, weshalb sich die Empfehlungen einzelner Fachgremien voneinander unterscheiden können. Zur Veranschaulichung soll dieser Aspekt an einem Nährstoffbeispiel, dem Vitamin C, erläutert werden (siehe Abb. 2-1).

Bereits eine Mindestmenge von 10 mg Vitamin C/Tag ist ausreichend, um die Symptome der klassischen Vitamin-C-Mangelerkrankung Skorbut zu verhüten. Für die sichere Vermeidung von Skorbut und eine verbesserte Wundheilung sind 30 mg/Tag notwendig. Steht hingegen die Prävention von Herz-Kreislauf- und Krebserkrankungen im Vordergrund, so ist eine Zufuhr von 120-150 mg/Tag als optimal anzusehen. Diskutiert wird ferner, ob höhere Vitamin-C-Dosen im Bereich von ca. 300 mg/Tag geeignet sind, der Entwicklung des grauen Stars (Katarakt) vorzubeugen. Auch gibt es im Bereich der Sekundärprävention des Diabetes mellitus Hinweise, dass hierbei höhere Mengen an Vitamin C – in Verbindung mit anderen Antioxidanzien wie Vitamin E – von Nutzen sein könnten. Allerdings ist die Datenlage derzeit noch unzureichend, so dass entsprechende Fachgesellschaften wie die American Diabetes Association (ADA) keine Empfehlungen zur Supplementierung geben. Schreitet man weiter auf der in Abb. 2-1 dargestellten „Dosis-Wirkungs-Leiter", gelangt man in den Bereich der therapeutischen Hochdosierung. Immer wieder in der Diskussion ist dabei die Anwendung hoher Mengen an Vitamin C (im Grammbereich) bei Erkältungskrankheiten. Die entsprechenden Metaanalysen zeigen, dass die prophylaktische Gabe von Vitamin C bei normal ernährten Gesunden ohne besondere Belastungen zwar die Krankheitsdauer in einem geringen Ausmaß reduzieren kann, nicht aber Häufigkeit und Schwere der Erkrankungen. Von einer Supplementierung profitieren können Personen mit besonderen körperlichen Belastungen oder einer unzureichenden Vitamin-C-Zufuhr. Liegen bereits Erkältungskrankheiten vor, geht nach den vorliegenden Untersuchungen von der Einnahme eines Vitamin-C-Monopräparats kein klinischer Nutzen aus[47].

griffe voraussetzen" darf. „Denn", so seine Befürchtung „diese würden doch nur falsch verstanden werden. Und falsches Wissen ist schlimmer als Nichtwissen". Daher auch seine Forderung aus dem Jahr 1941: „Eine dauerhafte und praktisch brauchbare Ernährungslehre muss […] einfach sein. Sie darf nicht schwierige chemische oder physikalische Begriffe voraussetzen[50]."

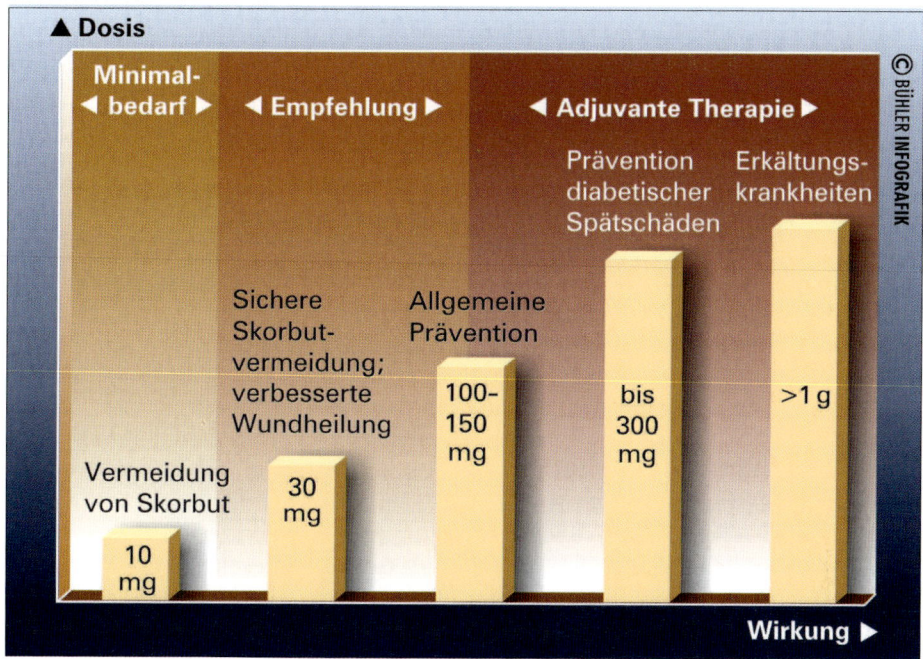

**Abb. 2-1: Das Beispiel Vitamin C**

## 2.4 Der Lebensmittelwald oder: praktische Ernährung

Angesichts der lebensweltlichen Ferne nährstoffbezogener Empfehlungen trat Kollath mit seinem Werk „Die Ordnung unserer Nahrung" den Versuch an, „die Lehre von der Ernährung auf eine allgemeinere und einfachere Basis zu stellen." Ziel Kollaths war es, leicht in die Praxis umsetzbare Ernährungsempfehlungen zu geben. Dabei bediente sich Kollath zweierlei Instrumente: Zum einen sprach Kollath seine Ernährungsempfehlungen dezidiert lebensmittel- und nicht etwa nährstoffbezogen aus. Und zum anderen kommunizierte er seine Empfehlungen in visualisierter Form. „Der optische Eindruck", so Kollath, „ist wichtiger und überzeugender [...] als lange Beschreibungen [...][51]". Ausdruck dieser didaktischen Einsicht war die Präsentation einer Lebensmitteltabelle, womit quantitative und qualitative Empfehlungen zum Verzehr einzelner Lebensmittelgruppen veranschaulicht werden sollten.

Diesem für damalige Verhältnisse überaus innovativen Ansatz sind zwischenzeitlich auch die meisten Fachgesellschaften und wissenschaftlichen Gremien gefolgt. Während die Deutsche Gesellschaft für Ernährung (DGE) bislang die Darstellung ihrer Empfehlungen in Form eines „Ernährungskreises" favorisiert, hat sich international

21

die Verwendung von „Ernährungspyramiden" durchgesetzt, die, wie bereits in Kapitel 2.1 angemerkt, gegenwärtig in vielerlei Art in Umlauf sind.

Kollath jedoch verfolgte mit „Der Ordnung unserer Nahrung" nicht nur ein didaktisches Ziel. Vielmehr trat er mit dem Anspruch auf, Ernährungsempfehlungen zu präsentieren, die es erlauben, „den Körper gesund aufzubauen und gesund zu erhalten[52]". Diese Ziele seiner Ernährungsempfehlungen mögen heute, in einem Zeitalter wo Schlagworte wie „Prävention", „präventive Ernährung" und „Public Health Nutrition" die Runde machen, als Selbstverständlichkeiten erscheinen. Jedoch lehrt ein Blick in die jüngere Vergangenheit, dass die primäre Aufgabe der Ernährung bis in die 1980er Jahre vorwiegend darin gesehen wurde, Mangelerscheinungen zu vermeiden und die Versorgung des Menschen mit allen für Wachstum, Fortpflanzung und Überleben notwendigen Nährstoffen sicherzustellen. Entsprechend wurden Effekte der Nahrung, die über die Verhütung von Mangelkrankheiten hinausgehen, in früheren Empfehlungen nicht berücksichtigt, wie z. B. auch Seitens von Fachgesellschaften wie der DGE, eingeräumt wird[53]. So wurde der klassische nutritive Ansatz von Ernährungsempfehlungen erst in den letzten zehn Jahren verstärkt um präventive Aspekte ergänzt. Entsprechend hat sich das Food and Nutrition Board der USA im Wesentlichen von der bisherigen Grundlage der Empfehlungen „Vermeidung des an klinisch messbaren Veränderungen feststellbaren Mangels" abgewandt. Stattdessen gelten Grundsätze, die u. a. zur Reduktion des Risikos für chronische Erkrankungen beitragen sollen, nämlich die „Maximierung der Gesundheit" und die „Verbesserung der Lebensqualität" – Ziele von Ernährung, die zwischenzeitlich allgemein angestrebt werden. Entsprechend treten auch die von Fachgesellschaften, universitären Institutionen und einzelnen Wissenschaftlern propagierten und in Form von Ernährungspyramiden dargestellten Ernährungsrichtlinien mit einem derartigen Anspruch auf.

Wie aber sah der visualisierte Ernährungsvorschlag à la Kollath eigentlich aus?

Die nach Kollaths Ansicht „ideale Vollwertkost" setzt sich zusammen aus Gemüse, Obst, Nüssen, Hülsenfrüchten, Vollkorn- und Milchprodukten, ergänzt um Eier, Fisch und Fleisch. Die genaue quantitative Zusammenstellung der Kost überließ Kollath weitgehend den Vorlieben des Verbrauchers. Jedoch betonte er, den Verzehr gering verarbeiteter Lebensmittel zu präferieren. „Aus diesem unvoreingenommenen Vorschlag", so seine Meinung, „kann man sich eine Nahrung in Abhängigkeit von Geldmitteln, Geschmack, Klima usw. zusammensetzen[54]."

Wenngleich raffinierte Getreideprodukte, Süßwaren und stark verarbeitete Fleischprodukte bei seiner Bewertung ein vernichtendes Urteil erfahren, das sich in der Endnote „mangelhaft" bis „ungenügend" widerspiegelt, so sprach Kollath dennoch kein Verzehrsverbot aus. So urteilt Kollath etwa über die Verwendung von isolierter Saccharose: „Zucker ist [...] an sich nicht schädlich, er wird es aber bei zu massenhaftem und einseitigem Verbrauch. Richtig angewendet, für seine bestimmten, ihm möglichen Wirkungen zur Besserung des Geschmacks [...] bringt er Nutzen. Einseitig gebraucht, muss er auf die Dauer schädlich wirken[55]." *Dosis sola fecit venenum* – allein die Dosis macht das Gift, wie schon Paracelsus wusste…

## 2.5   Kollaths „unvoreingenommener Vorschlag" im Test

Kollaths Vorstellung von einer „idealen Vollwertkost" (siehe Kapitel 2.4) gründet nicht zuletzt auf den Interpretationen der Ergebnisse seiner experimentellen Arbeiten, insbesondere im Bereich der Mesotrophieforschung (Mesotrophie = Halbernährung, bei der es zunehmend zu Stoffwechselstörungen und chronisch-degnerativen Erkrankungen kommt). Aus heutiger Sicht jedoch müssen Kollaths Schlussfolgerungen aus diesen Untersuchungen als nicht zutreffend kritisiert werden[56].

Nicht zuletzt deshalb stellt sich hier die Frage, ob die von Kollath propagierte „ideale Vollwertkost" auch tatsächlich dem Anspruch an eine präventive und damit zeitgemäße Ernährung gerecht wird. Wie also ist die Ernährungslehre Kollaths heute aus wissenschaftlicher Sicht zu beurteilen? Konkret gefragt: Inwieweit erfüllt die Empfehlung Kollaths, eine primär pflanzlich basierte Nahrung aus Obst, Gemüse, Nüssen, Vollkorn- und Milchprodukten zu verzehren, seine eigene Forderung nach Kompatibilität mit dem wissenschaftlichen Hintergrundwissen[57]? Es gilt also, Kollaths „unvoreingenommenen Vorschlag" für eine „ideale Vollwertkost" einem empirischen Test auszusetzen.

### 2.5.1  Bewertungsmaßstäbe und die Frage nach der wissenschaftlichen Evidenz

Bei der Bewertung von Ernährungsempfehlungen finden heute sowohl nutritive als auch metabolisch-epidemiologische Ansätze Verwendung. Erstere zielen primär darauf ab, die Zufuhr an essenziellen Nährstoffen und anderen gesundheitsfördernden Substanzen wie z. B. Ballaststoffen und sekundären Pflanzenstoffen zu beurteilen. Letztere dagegen berücksichtigen die Wirkung von Lebensmitteln auf ausgewählte Stoffwechselparameter bzw. funktionelle Biomarker sowie die Zusammenhänge zwischen dem Lebensmittelverzehr und dem Erkrankungsrisiko[58]. Dabei hat es sich im Bereich der Ernährung inzwischen durchgesetzt, die Aussagekraft entsprechender Befunde nach den Kriterien einer „Evidence Based Nutrition" zu beurteilen. Damit ist gemeint, dass Ernährungsempfehlungen auf Basis der bestmöglichen und aussagekräftigsten Studienergebnisse bewertet werden sollten[39]. Wie aus Tab. 2-2 ersichtlich, existiert eine Evidenzhierarchie in Abhängigkeit davon, wie gut die jeweiligen Ergebnisse wissenschaftlich abgesichert sind. Danach geben biochemische oder tierexperimentelle Befunde bestenfalls Hinweise auf mögliche Wirkungen am Menschen.

## Tabelle 2-2 : Evidenzkriterien der WHO/FAO

| Überzeugend | • Konsistenter Zusammenhang zwischen Merkmal und Erkrankung<br>• Große Anzahl an Kohorten- und Interventionsstudien<br><br>• Assoziation physiologisch/biochemisch plausibel |
| --- | --- |
| Wahrscheinlich | • Deutlicher Zusammenhang zwischen Merkmal und Erkrankung<br>• Schwächen in der Evidenz aufgrund Limitation in Design, Dauer oder Stichprobengröße der Studien<br>• Assoziation physiologisch/biochemisch plausibel |
| Möglich | • Hinweise auf möglichen Zusammenhang zwischen Merkmal und Erkrankung<br>• Basierend auf Fall-Kontroll- oder Querschnittsstudien<br>• Assoziation möglicherweise physiologisch/biochemisch plausibel |
| Unzureichend | • Kaum Studiendaten zum Zusammenhang zwischen Merkmal und Erkrankung |

Zu einer Zeit, als Begriffe wie „Evidenz" und „Evidence-Based Nutrition" noch unbekannt waren, hatte Kollath bereits auf die Grenzen der tierexperimentellen Ernährungsforschung aufmerksam gemacht. „Bei aller Wertschätzung der Tierversuche", so seine Aussage, „kann man sich doch des Eindrucks nicht enthalten, dass sie keine absolut gültigen Ergebnisse enthalten, sondern nur Anregungen, und dass man für den Menschen einen anderen Maßstab verwenden muss, nämlich den Menschen selbst[60]." Und an anderer Stelle: „Es ist darauf hinzuweisen, dass die Versuche für unsere Ernährung am Tier immer nur Anregungen geben können, und dass die Ergebnisse am Menschen nachgeprüft werden müssen[61]."

Erst mit der modernen Ernährungsepidemiologie stehen heute Methoden zur Verfügung, die es erlauben, die Ernährungs- und Gesundheitssituation von genau charakterisierten Kollektiven zu beschreiben (deskriptive Epidemiologie), Zusammenhänge zwischen der Ernährungsweise und dem Gesundheits- bzw. Krankheitszustand zu analysieren (analytische Epidemiologie) sowie gezielt den Einfluss definierter Nahrungsfaktoren auf ausgewählte Zielparameter zu untersuchen (experimentelle Epidemiologie). Für die Ernährungsepidemiologie von großer Bedeutung sind Beobachtungsstudien, insbesondere Fall-Kontroll- und Kohortenstudien (siehe Infokasten).

24

## Infokasten: Wichtige Studientypen der Ernährungsepidemiologie[42]

**Deskriptive Studien:** Sie dienen dazu, das Ernährungsverhalten sowie die Nährstoff-aufnahme bzw. die Häufigkeit bestimmter Erkrankungen eines definierten Kollek-tivs zu beschreiben. Dies geschieht z. B. mit Hilfe von *Querschnittsstudien*, die einen repräsentativen Überblick über die Ernährungssituation einer definierten Po-pulation vermitteln. Rein deskriptiven Charakter besitzen auch *ökologische Studien* (Korrelationsstudien). Hierbei wird z. B. der aus nationalen Konsumdaten ermittel-te durchschnittliche Pro-Kopf-Verbrauch eines Lebensmittels in Beziehung gesetzt zu den Mortalitätsraten einer definierten Erkrankung. Mittels statistischer Verfah-ren lassen sich Korrelationen ermitteln, die Hinweise darauf geben, inwieweit der Pro-Kopf-Verzehr eines Lebensmittels (z. B. Fleisch) mit der Sterblichkeit an be-stimmten Erkrankungen (z. B. kolorektales Karzinom) in Verbindung steht. Gene-rell ist die Validität und Aussagekraft ökologischer Studien gering, so dass sie sich ausschließlich zur Hypothesenbildung eignen.

**Analytische Studien:** Mit ihrer Hilfe wird versucht zu ermitteln, in welchem Maße das Ernährungsverhalten bzw. einzelne Ernährungsfaktoren ursächlich mit bestimm-ten Erkrankungen in Verbindung stehen. Dabei kommen vor allem zwei Studien-typen zum Einsatz. *Fall-Kontroll-Studien* überprüfen, wie sich die Ernährungswei-se erkrankter Personen (Gruppe der Fälle) von denen Gesunder (Gruppe der Kon-trollen) in der Vergangenheit unterschieden hat. Das Studiendesign bzw. der Ein-satz statistischer Verfahren macht es möglich, eine Aussage darüber zu treffen, in-wieweit einzelne Ernährungsfaktoren das Erkrankungsrisiko beeinflussen. Allerdings ist die Aussagekraft solcher Studien eingeschränkt, da ihr retrospektives Design anfällig ist gegenüber Störgrößen.

Demgegenüber sind prospektiv angelegte *Kohortenstudien* von vergleichsweise hoher Aussagekraft. Hiermit lässt sich der Zusammenhang zwischen einer bestimm-ten Ernährungsweise und dem Erkrankungsrisiko gesunder Personen ermitteln. Ge-eignete statistische Verfahren (Multivarianz-Analyse) machen es möglich, potenti-elle Störgrößen zu eliminieren und erhöhen damit die Validität und Aussagekraft derart gewonnener Daten. Problematisch ist allerdings die Schwierigkeit, alle Stör-größen zu beachten und das Ernährungsverhalten langfristig genau zu erfassen.

**Experimentelle Studien:** Randomisierte, kontrollierte *Interventionsstudien* liefern hinreichende Belege für die kausale Beziehung zwischen Ernährungsfaktoren und dem Erkrankungsrisiko. Durch die als Randomisierung bezeichnete Zufallszuteilung der Probanden in die unterschiedlichen Interventionsgruppen (z. B. Verum oder Pla-cebo) lassen sich mögliche Strukturungleichheiten und Störgrößen weitestgehend eliminieren. Studien ohne Randomisierung besitzen eine geringere Aussagekraft, da der beobachtete Effekt auch auf andere Einflussgrößen zurückgehen kann.

25

## 2.5.2 Die Kollathschen Lebensmittel im neuzeitlichen Test

Auf Basis der oben dargestellten Befunde lassen sich die „Kollathschen" Lebensmittel-gruppen im Hinblick auf ihre ernährungsphysiologische Eignung und ihre krankheits-modifizierenden Effekte bewerten[62]. Nehmen wir die einzelnen Lebensmittelgruppen „Obst und Gemüse", „Vollkornprodukte", „Nüsse und Samen" sowie „Milchprodukte" also unter die ernährungswissenschaftliche Lupe[63].

**Obst und Gemüse – Nutritive Ebene**

Mit einem Wassergehalt von etwa 80-95% und einem geringen Anteil an Kohlenhyd-raten (1-2%), Proteinen (1-4%) und Fetten (<1%) weisen Obst und Gemüse eine ge-ringe Energie- und eine hohe Nährstoffdichte auf. Dies gilt in besonderem Maße für Gemüse (Tab. 2-3). Beachtenswert ist der Gehalt an β-Carotin, Folsäure, Vitamin C, Magnesium, Kalium, Calcium, Eisen und Zink. Präventivmedizinisch von Relevanz ist die Tatsache, dass Obst und Gemüse hohe Mengen an löslichen Ballaststoffen und sekundären Pflanzenstoffen (SPS) wie z. B. Polyphenolen, Carotinoiden, Glucosinolaten und Terpenen aufweisen. Der protektive Effekt einer obst- und gemüsereichen Ernäh-rung im Hinblick auf verschiedene Erkrankungen wird nicht zuletzt hierauf zurückge-führt[59].

**Tabelle 2-3: Nährstoffdichte von Obst und Gemüse[59]**

| | Empfehlenswerte Nährstoffdichte (mg/1000 kcal) | | Obst (n = 20) | Gemüse (n = 18) |
|---|---|---|---|---|
| | m | w | | |
| Vitamin A (RÄ)[a] | 0,35 | 0,35 | 0,94 | 6,87 |
| Vitamin B₁ | 0,41 | 0,43 | 1,10 | 2,60 |
| Vitamin B₂ | 0,48 | 0,52 | 0,90 | 3,30 |
| Folsäure[b] | 0,14 | 0,17 | 0,25 | 2,08 |
| Vitamin C | 35,00 | 44,00 | 2213,00 | 936,00 |
| Magnesium | 121,00 | 130,00 | 246,00 | 545,00 |
| Calcium | 345,00 | 435,00 | 430,00 | 1168,00 |
| Eisen | 3,50 | 6,50 | 6,90 | 25,90 |
| Zink | 3,50 | 3,00 | 2,50 | 10,40 |

[a] Retinoläquivalente
[b] Folatäquivalente

**Obst und Gemüse – Metabolisch-epidemiologische Ebene**

**Tumorerkrankungen.** In zahlreichen ökologischen Untersuchungen sowie Beobachtungsstudien wurde der Zusammenhang zwischen Obst- und Gemüseverzehr und dem Risiko epithelialer Tumoren untersucht. In der Mehrzahl der Fall-Kontroll-Studien hat sich ein hoher Obst- und Gemüseverzehr bei Tumoren des *oberen Verdauungstraktes* (Mund, Rachen, Speiseröhre, Magen) als protektiv erwiesen. Die Autoren einer aktuellen Metaanalyse von prospektiven Kohortenstudien schätzen die Risikoreduktion eines hohen Obst- und Gemüseverzehrs hinsichtlich des Magenkarzinoms auf etwa 20%. Für die langjährige Aufnahme (>10 Jahre) hoher Mengen Obst- und Gemüse konnte sogar ein um 44% vermindertes Erkrankungsrisiko berechnet werden[64]. Insgesamt wird die Evidenz für einen risikosenkenden Effekt eines hohen Obstverzehrs bei Tumoren der Speiseröhre und des Magens als *wahrscheinlich* und bei Mund- und Rachenkrebs als *möglich* eingestuft[126]. Der Konsum von Gemüse reduziert das Erkrankungsrisiko bei Magenkrebs mit *wahrscheinlicher* und bei Tumoren von Speiseröhre, Mund und Rachen mit *möglicher* Evidenz[65].

Hinsichtlich des *kolorektalen Karzinoms* scheint ein hoher Obstverzehr nur mit einem geringen protektiven Effekt verbunden zu sein, wie auch die Ergebnisse von zwei neuen Kohortenstudien belegen[66]. In Übereinstimmung mit der International Agency for Research on Cancer (IARC)[67] bewertet die DGE die Evidenz für einen risikosenkenden Effekt eines hohen Obstverzehrs als *möglich*. Beim Gemüseverzehr wird die Evidenz für einen protektiven Effekt bei kolorektalen Tumoren als *wahrscheinlich* eingeschätzt.

Auf Basis der bis 2003 publizierten Beobachtungsstudien wurde die Evidenz für einen protektiven Effekt eines hohen Gemüseverzehrs beim *Ovarialkarzinom* als *möglich* bewertet[68]. Sowohl eine aktuelle gepoolte Metaanalyse von zwölf prospektiven Kohortenstudien[69] als auch eine Auswertung der EPIC-Studie[70] und einer niederländischen Kohortenstudie[71] geben keine Hinweise auf einen risikosenkenden Effekt. Lediglich ein hoher Verzehr von Zwiebel- und Knoblauchgewächsen scheint das Erkrankungsrisiko zu vermindern[69]. Auch für andere epitheliale Tumoren wie die der *Brust*, der *Blase* und der *Nieren* hat sich ein hoher Obst- und Gemüseverzehr als weit weniger protektiv erwiesen als früher angenommen[64]. Insgesamt scheint unerhitztes Obst und Gemüse ein größeres antikanzerogenes Potenzial zu besitzen als in wärmebehandelter, verarbeiteter Form[72].

Der potenziell chemoprotektive Effekt einer gemüse- und obstreichen Ernährung wird insbesondere mit der vermehrten Zufuhr sekundärer Pflanzenstoffe (SPS) in Zusammenhang gebracht[73] (Tab. 2-4).

**Herz-Kreislauferkrankungen.** Die Mehrzahl der ökologischen Untersuchungen so-

27

**Tabelle 2-4: Diskutierte Mechanismen von sekundären Pflanzenstoffen in der Tumorprävention.** $\downarrow$ = erniedrigt; $\uparrow$ = erhöht[69]

| Direkte Wirkung | Indirekte Wirkung | Vertreter |
|---|---|---|
| Antioxidative Wirkung: Abfangen freier Radikale bzw. Abbruch der Lipidperoxidationskettenreaktion | DNA-Addukte ($\downarrow$) | Carotinoide[a], Flavonoide[b], Phenolsäuren[c], Glucosinolate[d], Sulfide[e] |
| Biotransformation: Kompetitive Hemmung von Phase-I-Enzymen und Aktivierung von Phase-II-Enzymen in der Leber | Detoxifikation mutagener Substanzen wie z.B. Mykotoxine | Flavonoide, Phenolsäuren, Glucosinolate, Sulfide, Monoterpene[f] |
| Antiinflammatorische Aktivität: Unterdrückung der Synthese von Entzündungsmediatoren über Hemmung von Enzymen wie Cyclooxygenase-2 (COX-2), Phospholipase $A_2$ und induzierbarer NO-Synthase (iNOS) | Zellproliferation und -schädigung ($\downarrow$) | Flavonoide, Phenolsäuren, Sulfide |
| Immunmodulation: Aktivierung natürlicher Killerzellen | Elimination transformierter Zellen | Carotinoide, Saponine |
| Signaltransduktion: Hemmung von Tyrosin- und Cyclin-abhängigen Kinasen. Hemmung der Farnesylierung von RAS-Onkogenen | Zellproliferation ($\downarrow$) | Flavonoide, Monoterpene |
| Apoptose: Induktion des programmierten Zelltods bei transformierten Zellen | Elimination entarteter Zellen | Flavonoide, Glucosinolate, Saponine, Carotinoide |

[a] z.B. $\alpha$- und $\beta$-Carotin, Lutein, Lycopin; [b] z.B. Quercetin, Catechin und Epicatechingallate; [c] z.B. Kaffeesäure, P-Kumarsäure, Gallussäure; [d] z.B. Glucobrassicin, Isothiocyanate und Thiocyanate; [e] z.B. Alliin, Allicin, Diallylsulfid; [f] z.B. D-Carvon, D- und L-Limonen, Perillinsäure

wie der Fall-Kontrollstudien zeigt eine inverse Korrelation zwischen der Höhe des Gemüse- und Obstverzehrs und dem Risiko kardiovaskulärer Erkrankungen[74]. Der protektive Effekt einer an Gemüse und Obst reichen Ernährungsweise wird auch durch Ergebnisse von Kohortenstudien unterstrichen. Dabei bewegt sich die Risikoreduktion bei einem hohen Obst- und Gemüseverzehr zwischen 34%[75] und 15%[76], verglichen mit einer geringen Aufnahme. Die zusammengefasste Auswertung der Nurses' Health Study (NHS) und der Health Professional Study (HPS) ergab bei einem hohen Obst- und Gemüseverzehr eine Risikoreduktion für koronare Ereignisse um 20% und für ischämische Schlaganfälle um 31%. Insbesondere grüne Gemüse, Kohlgewächse und Zitrusfrüchte haben sich als protektiv erwiesen[77].

Indirekte Hinweise für die Vorteile einer an Obst und Gemüse reichen Ernährung im Hinblick auf kardiovaskuläre Risikoparameter wie Blutdruck, Homocysteinkonzentration und Antioxidanzienstatus liefern auch Interventionsstudien[78] wie z. B. die DASH-Studie[79] (Dietary Approaches to Stop Hypertension). Neben ihrem Reichtum an Obst und Gemüse weist die DASH-Diät auch einen hohen Anteil an Vollkornprodukten, Nüssen und Hülsenfrüchten auf und erinnert damit stark an die von Kollath propagierte „ideale Vollwertkost" (siehe Abschnitt „Ernährungsmuster" in diesem Kapitel).

Zusammenfassend ist die Evidenz für einen risikosenkenden Effekt einer hohen Aufnahme an Gemüse und Obst sowohl bei koronaren Herzerkrankungen als auch bei Bluthochdruck und Schlaganfall als *überzeugend* einzustufen[61].

**Diabetes mellitus Typ 2.** Im Gegensatz dazu sind die Studienergebnisse im Hinblick auf das Risiko für die Entwicklung des Diabetes mellitus Typ 2 inkonsistent. Während im National Health and Nutrition Examination Survey (NHANES) ein hoher Obst- und Gemüseverzehr protektiv war[80], konnte dies in der Iowa Women's Health Study (IWHS) nicht nachgewiesen werden[81]. Allerdings zeigt eine Auswertung der NHS, dass ein hoher Obst- und Gemüsekonsum das Risiko für Übergewicht, einen zentralen pathogenetischen Faktor des Diabetes mellitus Typ 2, um 24% reduziert[82].

**Osteoporose.** Eine Vielzahl epidemiologischer Studien zeigt, dass der reichliche Verzehr von Obst und Gemüse mit einer erhöhten Knochendichte assoziiert ist[83]. Derartige knochenprotektive Effekte von Obst und Gemüse sind vermutlich auf ihren Gehalt an Basenäquivalenten zurückzuführen. In Interventionsstudien war die Supplementierung mit Hydrogencarbonaten ($HCO_3^-$), insbesondere in Form von $KHCO_3$, mit einer Hemmung des Knochenabbaus und einer verminderten Calciumausscheidung verbunden[84]. Letzteres konnte auch in einer Kurzzeitstudie durch vermehrten Obstkonsum gezeigt werden[85]. Insgesamt legen die Daten nahe, dass eine obst- und gemüsereiche Ernährung das Risiko für Osteoporose bzw. osteoporoseassoziierte Frakturen senken kann. Die Evidenz hierfür wird als *möglich* gewertet[86].

**Weitere Erkrankungen.** Protektive Effekte eines hohen Obst- und Gemüseverzehrs finden sich auch im Hinblick auf rheumatoide Arthritis, chronisch obstruktive Lungenerkrankungen, Asthma, Demenz und Augenerkrankungen wie Makuladegeneration und Katarakt. Die Evidenz hierfür wird als *möglich* gewertet[61].

## Vollkorngetreide – Nutritive Ebene

Mit einem Stärke- und Fettanteil von etwa 60% bzw. 3-7% sowie einem Proteingehalt von 8-13% stellt Getreide einen konzentrierten Makronährstofflieferanten dar. Wie Tabelle 2-5 zeigt, weisen Vollkornerzeugnisse relativ hohe Gehalte an Magnesium, Kalium, Eisen und Zink auf. Im Hinblick auf die Vitaminversorgung ist die Konzentration der Vitamine $B_1$, $B_6$ und Niacin in Vollkornprodukten von Relevanz. Darüber hinaus enthalten Vollkornprodukte eine Vielzahl potenziell protektiver Substanzen[87] (Abb. 2-2). Interessant ist zudem die Tatsache, dass die antioxidative Kapazität von Vollkornprodukten im Durchschnitt größer ist als die von Früchten und Gemüsen. Lediglich Beeren und Trockenobst besitzen ein höheres Potenzial[88] (Abb. 2-3).

Im Hinblick auf die Bioverfügbarkeit der enthaltenen Mineralstoffe wird der Phytatgehalt von Vollkornprodukten mitunter kritisch bewertet – ein Umstand, auf den bereits

**Tabelle 2-5: Nährstoffdichte von Vollkornprodukten[59]**

| | Empfehlenswerte Nährstoffdichte (mg/1000 kcal) | | Vollkornprodukte (n = 4) |
|---|---|---|---|
| | m | w | |
| Vitamin A (RÄ)[a] | 0,35 | 0,35 | 0,04 |
| Vitamin $B_1$ | 0,41 | 0,43 | 1,18 |
| Vitamin $B_2$ | 0,48 | 0,52 | 0,35 |
| Folsäure[b] | 0,14 | 0,17 | 0,09 |
| Vitamin C | 35,00 | 44,00 | 0,00 |
| Magnesium | 121,00 | 130,00 | 369,00 |
| Calcium | 345,00 | 435,00 | 118,00 |
| Eisen | 3,50 | 6,50 | 9,90 |
| Zink | 3,50 | 3,00 | 8,80 |

[a] Retinoläquivalente
[b] Folatäquivalente

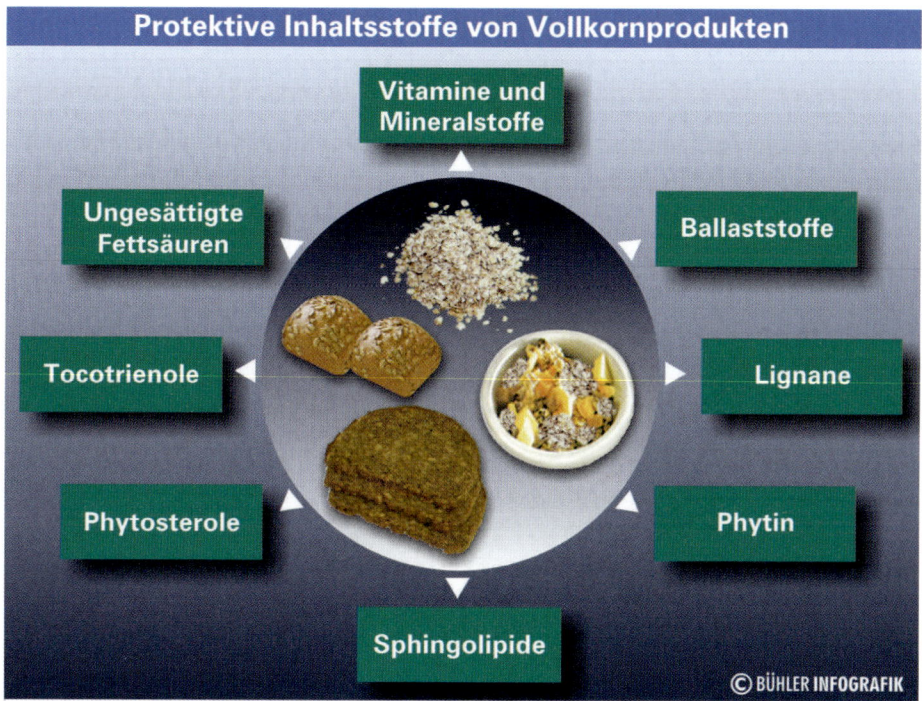

**Abb. 2-2: Protektiv wirksame Inhaltsstoffe von Vollkornprodukten[89]**

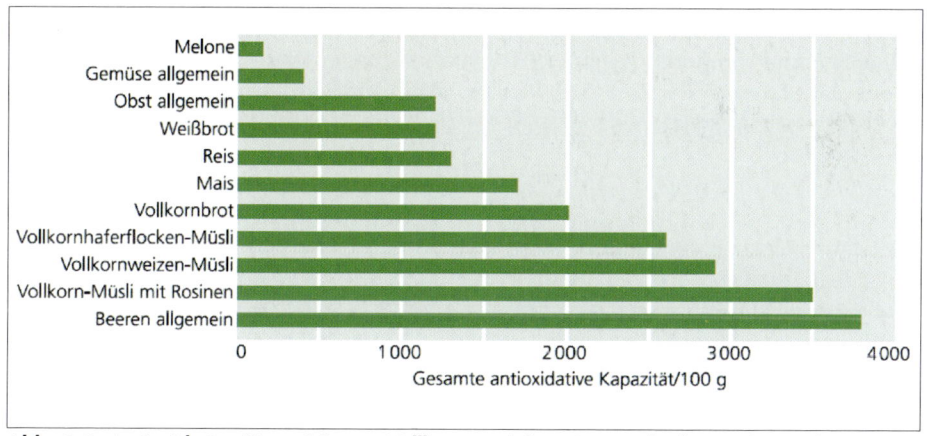

**Abb. 2-3: Antioxidative Kapazität von Vollkornprodukten im Vergleich zu Obst und Gemüse[90]**

Kollath näher eingegangen ist[91]. Unbestritten ist, dass Phytate mit Kationen wie Eisen und Zink stabile Komplexe bilden und sie so der Absorption entziehen. Allerdings befinden sich in den Randschichten des Getreides Phytasen, welche die Phytate enzy-

matisch abbauen und so die Bioverfügbarkeit der Mineralstoffe erhöhen. Vorausset-
zug dafür ist, dass eine Aktivierung der Phytase stattfindet. Dies geschieht z. B. beim
Keimen von Getreide und bei der klassischen Sauerteigbereitung. Der Phytatgehalt
lässt sich auf diese Weise um 20-100% reduzieren[92]. Zudem ist zu beachten, dass
Vollkornerzeugnisse im Vergleich zu raffinierten Getreideprodukten höhere Mengen
an Mineralstoffen bereitstellen. Hierdurch wird die verminderte Bioverfügbarkeit für
gewöhnlich mehr als kompensiert[93]. Da Phytaten auch erwünschte Effekte, u. a. im
Hinblick auf die Blut-Glukoseregulation, die Prävention des Kolonkarzinoms und die
Hypercholesterinämie zugeschrieben werden[94], ist eine moderate Zufuhr möglicher-
weise sogar von Vorteil.

**Vollkorngetreide – Metabolisch-epidemiologische Ebene**

**Tumorerkrankungen.** Im Hinblick auf das Risiko für verschiedene epitheliale Tumoren zeigt eine Metaanalyse von 40 Fall-Kontroll-Studien einen protektiven Effekt bei
hohem Vollkornverzehr[95]. Ein ähnliches Ergebnis ergab die Auswertung der von 1983-
1996 in Norditalien durchgeführten Fall-Kontroll-Studien[96]. Auch neuere Fall-Kon-
troll- und Kohortenstudien deuten auf einen risikominimierenden Effekt eines hohen
Vollkornverzehrs, insbesondere bei Tumoren des Rektums, des Kolons und der Brust
hin[59].

**Herz-Kreislauferkrankungen.** Mehrere prospektive Kohortenstudien ergaben eine
inverse Beziehung zwischen der Höhe des Vollkornverzehrs und dem Risiko für
kardiovaskuläre Erkrankungen. Auf Basis einer zusammenfassenden Metaanalyse von
fünf Studien wird geschlossen, dass ein hoher Vollkornverzehr mit einer Risikoreduktion
für kardiovaskuläre Ereignisse um 29% einhergeht, verglichen mit einer geringen Aufnahme. Dieser protektive Effekt ist vermutlich unabhängig vom Ballaststoffanteil[97].

**Diabetes mellitus Typ 2.** Prospektive Kohortenstudien zeigen gleichermaßen eine inverse Assoziation zwischen der Höhe des Vollkornverzehrs bzw. der Aufnahme an
Ballaststoffen aus Getreide und dem Risiko für Diabetes mellitus Typ 2. Danach weisen Personen mit dem höchsten Verzehr an Vollkornprodukten ein um 27% vermindertes Erkrankungsrisiko auf[98]. Für eine hohe Ballaststoffzufuhr aus Getreide wurde
eine Risikoreduktion um 30% berechnet[99]. Für protektive Wirkungen eines hohen
Vollkornverzehrs spricht auch die Beobachtung, wonach dieser mit einer erhöhten peripheren Insulinsensitivität[100] und einem verminderten Insulinbedarf[101] assoziiert ist.
Die protektiven Effekte des Verzehrs von Vollkornprodukten werden zum einen auf
ihren hohen Ballaststoff- und Magnesiumgehalt und zum anderen auf ihren niedrigen
glykämischen Index (Kap. 3.1) zurückgeführt[102] (Abb. 2-4)

**Adipositas und Gesamtmortalität.** Im Hinblick auf das Risiko für Übergewicht und
metabolisches Syndrom haben mehrere prospektive Kohortenstudien und eine
Querschnittsstudie ergeben, dass Vollkornverzehr protektiv wirkt[59]. Darüber hinaus

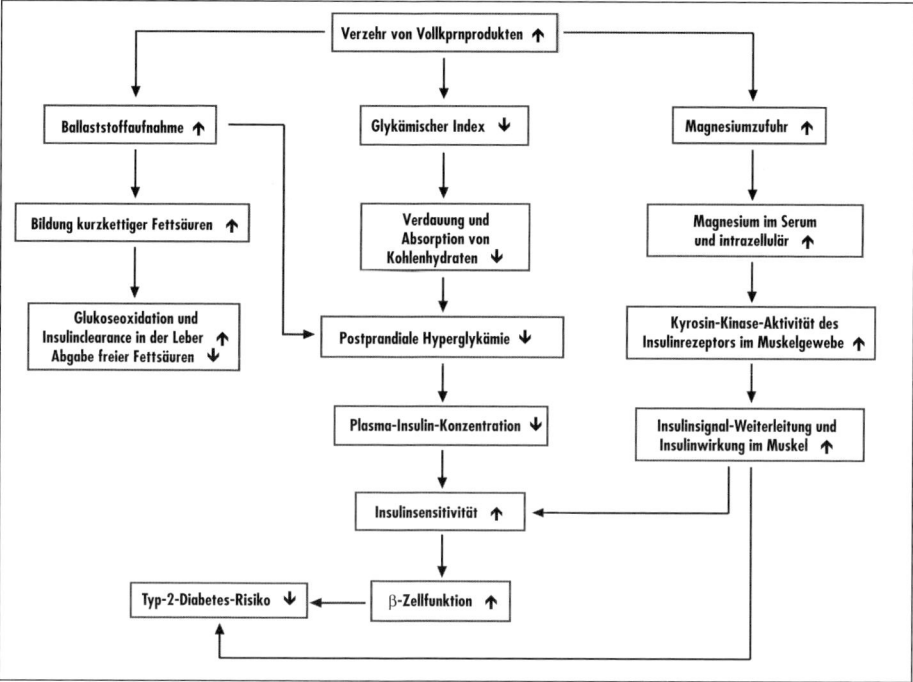

**Abb. 2-4: Effekte des Vollkornverzehrs auf den Glukose- und Insulinstoffwechsel[98]**

wurde in zwei Beobachtungsstudien festgestellt, dass Personen mit hohem Vollkorn-verzehr eine um 15-17% verminderte Gesamtmortalitätsrate aufwiesen[103].

Insgesamt kann die Evidenz für einen risikosenkenden Effekt eines hohen Vollkorn-verzehrs im Hinblick auf das Risiko für Diabetes mellitus Typ 2[104] und Herz-Kreislauf-erkrankungen[105] als *wahrscheinlich*, und für Tumoren des Kolons und Rektums als *möglich*[106] gelten.

**Nüsse – Nutritive Ebene**

Im Vergleich zu anderen pflanzlichen Lebensmitteln weisen Nüsse einen hohen Ge-halt an Fetten (45-70%) und Proteinen (15-30%) auf. Entsprechend stellen Nüsse kon-zentrierte Makronährstoff und Energielieferanten dar[107]. Wie Tabelle 2-6 zeigt, ist das Fettsäurenmuster von Nüssen günstig zu bewerten. Die Proteinfraktion zeichnet sich durch einen hohen Gehalt an Arginin aus, was im Hinblick auf das kardiovaskuläre System als vorteilhaft gilt. Beachtenswert sind ferner die Gehalte an Folsäure, Vitamin E, Magnesium, Kalium, Calcium, Eisen und Zink. Aufgrund ihres hohen energeti-schen Wertes (500-700 kcal/100 g) fällt ihre Mikronährstoffdichte allerdings nur mo-

**Tabelle 2-6: Fettsäurenzusammensetzung von Nüssen (g/100 g Lebensmittel; gerundet)[59]**

| | Gesamtfett-gehalt (g) | Gesättigte Fett-säuren (g) | Monoenfett-säuren (g) | Polyenfett-säuren (g) | Verhältnis ungesättigte zu gesättigte Fettsäuren |
|---|---|---|---|---|---|
| Mandeln | 52,0 | 5,0 | 35,0 | 10,5 | 9,0 |
| Paranüsse | 69,0 | 17,5 | 24,5 | 24,5 | 3,0 |
| Cashews | 46,0 | 9,0 | 28,0 | 9,0 | 4,0 |
| Haselnüsse | 64,0 | 3,5 | 52,5 | 7,0 | 17,0 |
| Macadamia | 71,5 | 9,0 | 58,0 | 3,5 | 7,0 |
| Pekannüsse | 69,0 | 7,0 | 42,0 | 17,5 | 8,5 |
| Pistazien | 49,0 | 7,0 | 28,0 | 14,0 | 6,0 |
| Walnüsse | 63,0 | 7,0 | 17,5 | 38,5 | 8,0 |

**Tabelle 2-7: Nährstoffdichte von Nüssen und Samen[59]**

| | Empfehlenswerte Nährstoffdichte (mg/1000 kcal) | | Nüsse und Samen (n = 10) |
|---|---|---|---|
| | m | w | |
| Vitamin A (RÄ)[a] | 0,35 | 0,35 | 2,00 |
| Vitamin B$_1$ | 0,41 | 0,43 | 1,20 |
| Vitamin B$_2$ | 0,48 | 0,52 | 0,40 |
| Folsäure[b] | 0,14 | 0,17 | 0,11 |
| Vitamin C | 35,00 | 44,00 | 4,00 |
| Magnesium | 121,00 | 130,00 | 358,00 |
| Calcium | 345,00 | 435,00 | 175,00 |
| Eisen | 3,50 | 6,50 | 8,60 |
| Zink | 3,50 | 3,00 | 6,00 |

[a] Retinoläquivalente
[b] Folatäquivalente

derat aus (Tab. 2-7). Nüsse stellen gute Lieferanten für Ballaststoffe, Flavonoide und andere Polyphenole sowie Phytosterole dar[108, 59].

**Nüsse – Metabolisch-epidemiologische Ebene**

**Herz-Kreislauferkrankungen.** Mehrere prospektive Kohortenstudien zeigen eine inverse Korrelation zwischen der Höhe des Nussverzehrs und dem Risiko kardiovaskulärer Erkrankungen[59]. In der Adventist Health Study[109] z. B. betrug die Risikoreduktion bei hohem Nussverzehr (5 Portionen pro Woche) für nichtletalen Myokardinfarkt 48% und für letale kardiale Ereignisse 38%, verglichen mit einer geringen Aufnahme (<1 Portion pro Woche). Häufiger Nusskonsum war auch in der NHS[110] mit einer ähnlichen risikosenkenden Wirkung verbunden (Relatives Risiko für alle koronaren Ereignisse: 0,65).

Inzwischen liegen zahlreiche Interventionsstudien vor, in denen der Effekt eines vermehrten Nussverzehrs auf das Lipidprofil untersucht wurde. Die Studien wurden sowohl an gesunden Erwachsenen, als auch an Patienten mit Dys- bzw. Hyperlipoproteinämie durchgeführt. Die Nussdiäten bestanden häufig aus Walnüssen oder Mandeln. Eine systematische Übersichtsarbeit, in der 23 dieser Studien Berücksichtigung fanden, ergab, dass der Verzehr von 50-100 g Nüssen pro Tag mit einer Reduktion des LDL-Cholesterols um 2-19% einher geht[111]. In einigen Studien konnte auch eine Senkung des Triglyceridspiegels (5-17%) gezeigt werden. Dieser Effekt dürfte vornehmlich auf das günstige Fettsäuremuster von Nüssen zurückzuführen sein (Tab. 2-6). Vor allem Walnüsse weisen einen hohen Gehalt an $\alpha$-Linolensäure auf, die sich in Beobachtungsstudien als kardioprotektiv erwiesen hat[112]. Interessant ist das Ergebnis einer kürzlich publizierten Querschnittsstudie, in der ein hoher Nussverzehr mit einer verminderten Konzentration an Entzündungsmarkern (z.B. C-reaktives Protein; CRP) assoziiert war[113]. Zudem hat sich gezeigt, dass der vermehrte Verzehr von Walnüssen die Endothelfunktion positiv beeinflusst[114]. Dieser Effekt ist vermutlich u. a. auf das günstige Lysin:Arginin-Verhältnis der Nussproteinfraktion zurückzuführen[115].

Zusammenfassend kann die Evidenz für einen risikosenkenden Effekt von Nüssen bei kardiovaskulären Erkrankungen als *wahrscheinlich* bewertet werden.

**Diabetes mellitus Typ 2 und Cholelithiasis.** Die Ergebnisse zweier großer US-amerikanischer Kohortenstudien lassen vermuten, dass der häufige Konsum von Nüssen vor Gallensteinen schützt. Die Risikoreduktion betrug hier 30-35%[117]. Im Gegensatz dazu ist die Studienlage zur Wirkung von Nüssen bei Diabetes mellitus Typ 2 *unzureichend*. Lediglich in einer Auswertung der NHS war das Diabetes-Typ-2-Risiko in der Gruppe mit dem höchsten Nussverzehr um 27% vermindert, verglichen mit Personen mit der geringsten Aufnahme[116].

**Milchprodukte – Nutritive Ebene**

Neben ihrem Gehalt an biologisch hochwertigem Protein zeichnet sich Milch durch ihren Reichtum an Calcium (1200 mg/l), Vitamin $B_2$ und $B_{12}$ aus (Tab. 2-8). In Abhängigkeit von Fettgehalt und Fütterung weist sie auch beachtliche Mengen an Vitamin A

**Tabelle 2-8: Nährstoffdichte von Milch[118]**

|  | Empfehlenswerte Nährstoffdichte (mg/1000 kcal) | | Fettarme Milch (1,5 % Fett) |
|---|---|---|---|
|  | m | w |  |
| Vitamin A (RÄ)[a] | 0,35 | 0,35 | 0,29 |
| Vitamin B$_1$ | 0,41 | 0,43 | 0,77 |
| Vitamin B$_2$ | 0,48 | 0,52 | 3,75 |
| Folsäure[b] | 0,14 | 0,17 | 0,09 |
| Vitamin C | 35,00 | 44,00 | 35,53 |
| Magnesium | 121,00 | 130,00 | 250,38 |
| Calcium | 345,00 | 435,00 | 2460,35 |
| Eisen | 3,50 | 6,50 | 0,94 |
| Zink | 3,50 | 3,00 | 7,71 |

[a] Retinoläquivalente
[b] Folatäquivalente

auf. Kritisch zu werten ist der hohe Gehalt an gesättigten Fettsäuren in Vollmilch-produkten.

### Milchprodukte – Metabolisch-epidemiologische Ebene

**Tumorerkrankungen.** Die Mehrzahl der prospektiven Kohortenstudien zeigt eine inverse Beziehung zwischen dem Milchverzehr und dem Risiko *kolorektaler Tumoren*. In einer zusammenfassenden Metaanalyse von zehn Studien war ein hoher Konsum an Milch und Milchprodukten (>250 g/Tag) mit einer 15%igen Risikoreduktion verbunden[119]. Dieser protektive Effekt von Milchprodukten konnte auch bei der Auswertung einer Teilkohorte der EPIC-Studie bestätigt werden[120]. Die protektive Wirkung des Milchverzehrs könnte auf die damit verbundene hohe Calciumzufuhr zurückzuführen sein. Calciumionen assoziieren im Darmlumen mit freien Gallensäuren und wirken so antiproliferativ auf das Mukosaepithel.

Insgesamt wird die Evidenz für einen risikosenkenden Effekt bei Milch(produkten) in Bezug zum kolorektalen Karzinom als *wahrscheinlich* bewertet[121].

Hinsichtlich des *Mammakarzinoms* scheint der Milchverzehr keinen risikomodifizierenden Effekt zu besitzen, wie die Auswertung von mehr als 40 Fall-Kontroll- und

36

zehn Kohortenstudien ergeben hat[122]. Bereits 2002 kam eine zusammenfassende Meta-analyse von acht Kohortenstudien zu demselben Ergebnis[123].

Es bestehen Hinweise, dass der Verzehr von Milchprodukten das *Prostatakrebsrisiko* erhöhen kann. Wie eine Metaanalyse von zwölf Kohortenstudien gezeigt hat, ist ein hoher Verzehr mit einer – wenn auch vergleichsweise geringen – Risikosteigerung von etwa 11% verbunden[124]. In einer neuen Metaanalyse, in die Daten von 45 Beobachtungs-studien eingegangen sind, war der Verzehr von Milchprodukten jedoch mit keinen nachteiligen Effekten für die Prostatagesundheit verbunden[125]. Dennoch wird die Evi-denz für einen risikosteigernden Effekt eines hohen Milchverzehrs im Hinblick auf das Prostatakarzinom als *möglich* bewertet[126].

Im Hinblick auf das *Ovarialkarzinom* zeigen Fall-Kontroll-Studien keinen risiko-modifizierenden Einfluss des Milchprodukteverzehrs[127]. Lediglich für Vollmilch fand sich ein risikosteigernder Effekt (RR: 1,27)[128]. Auch die metaanalytische Auswertung von drei Kohortenstudien weist in diese Richtung. Für einen Anstieg der Laktose-aufnahme um 10 g/Tag (entspricht etwa einem Glas Milch/Tag) wurde ein 13% erhöh-tes Erkrankungsrisiko berechnet. Insbesondere fettreiche Milchprodukte stehen im Verdacht, das Risiko zu erhöhen. Eine zusammenfassende Auswertung von 12 Kohorten-studien fand dagegen keine Hinweise, dass der Konsum von Milch und Milchprodukten mit einem erhöhten Risiko für Ovarialkarzinome assoziiert ist. Lediglich eine hohe Zufuhr von Laktose (30 g/Tag) hat sich als risikosteigernd erwiesen[129]. Insgesamt kann die Evidenz für einen risikoerhöhenden Effekt bei laktosereicher Milch und Milch-produkten im Hinblick auf das Ovarialkarzinom als *möglich* gelten[130].

**Osteoporose.** Obwohl der positive Einfluss des Milchkonsums auf die Knochendichte bzw. das Osteoporoserisiko von verschiedener Seite ausgelobt wird, ergab eine Meta-analyse von sechs Kohortenstudien keinen Zusammenhang zwischen dem Milchverzehr und dem Risiko Osteoporose-assoziierter Frakturen[131]. Auch die Analyse der bis 2005 publizierten Beobachtungs- und Interventionsstudien zum Einfluss des Milchverzehrs auf die Knochendichte bei Kindern, Jugendlichen und jungen Erwachsenen erbrachte keinen überzeugenden Hinweis auf protektive Effekte[132]. Die Evidenz für einen risiko-senkenden Effekt von Milchprodukten bei Osteoporose ist deshalb als *unzureichend* zu werten[114].

**Ernährungsmuster**

**Herz-Kreislauferkrankungen und Diabetes mellitus Typ 2.** Hinweise für den protek-tiven Effekt einer an Obst, Gemüse, Nüssen und Vollkornprodukten reichen Ernäh-rung liefern Analysen von Ernährungsmustern. Sowohl im Hinblick auf kardiovaskuläre Ereignisse als auch auf kardiovaskuläre Risikofaktoren wie die CRP-E-Selektin- und Insulinkonzentration erwies sich diese als risikosenkend. Ebenso besteht eine entspre-

37

chende Assoziation zum Diabetes-mellitus-Typ-2-, Adipositas- und Gesamtmortalitäts-risiko[133].

Unterstrichen werden diese Befunde durch Interventionsstudien, die bei einer hohen Zufuhr an Gemüsen, Hülsenfrüchten, Sojaprodukten, Nüssen, Pflanzensterolen und löslichen Ballastoffen eine deutliche Senkung von NüchternGlukose, Insulin und Homocystein sowie der LDL- und CRP-Konzentrationen beobachten konnten. Zudem reduziert sich unter einer solchen Ernährung der oxidative Stress bei gleichzeitig guter Sättigung[114].

**Tumorerkrankungen.** Im Gegensatz zu den oben dargelegten Befunden sind die Er-gebnisse zum Einfluss des Ernährungsmusters auf epitheliale Tumoren weniger kon-sistent. Eine an Obst, Gemüse und Vollkornprodukten reiche „prudent" bzw. „healthy diet" zeigt bei Prostatakrebs keinen deutlichen protektiven Effekt. Ähnlich ist die Daten-lage in Bezug auf das kolorektale Karzinom. Auch hier erwies sich das „prudent" bzw. „healthy diet" Ernährungsmuster als wenig risikosenkend, während die Datenlage bei Brustkrebs uneinheitlich ist. Insgesamt sind die Studienergebnisse beim Mammakar-zinom wenig überzeugend. Hingegen scheint das Risiko für Tumoren des oberen Verdauungstrakts wie Mund und Rachen vermindert zu sein[114].

### 2.5.3 Zusammenfassende Bewertung oder: Kollath Reloaded

Ziel der oben dargelegten Ausführungen sollte es sein, die von Kollath im Rahmen einer „idealen Vollwertkost" propagierte Lebensmittelauswahl einem empirischen Test zu unterziehen und die Frage zu klären, ob Kollaths Ernährungslehre dem Anspruch an eine präventive und damit zeitgemäße Ernährungsempfehlung gerecht wird. Wie ist es also um die Aktualität des Kollathschen Vorschlags für eine „ideale Vollwertkost" bestellt?

Vor dem Hintergrund der in Tabelle 2-9 zusammengefassten Befunde fällt die Antwort eindeutig aus und wurde im Grundsatz bereits 2003 beantwortet.

Unter dem Titel *„Plant-based diets: what should be on the plate"* verfassten die Ernährungsepidemiologen Teresa Fung und Frank Hu von der Harvard Universität damals ein Editorial im *American Journal of Clinical Nutrition*. Darin kamen sie zu dem Schluss: *„Cumulative evidence supports the great potential of diets that are primarily based on minimally processed plant foods to lower the risks of chronic diseases*[134]." Im Kern ist diese *„minimally processed plant-based diet"* die US-amerikanische Variante der von Kollath bereits in den 1940ern propagierten „idealen Vollwertkost"!

Tatsächlich erinnert die Lebensmittelauswahl jener Kostformen, die sich in Human-studien als gesundheitlich vorteilhaft erwiesen haben, stark an die Empfehlungen

**Tabelle 2-9: Zusammenfassende Bewertung der Kollathschen Lebensmittelgruppen**[140]

| | Mikronähr-stoffdichte | Erkrankung | Risiko | Evidenz |
|---|---|---|---|---|
| **Gemüse** | sehr hoch | Tumoren des Kolons, Rektums und der Speiseröhre | ↓ | wahrscheinlich |
| | | Tumoren des Mundes, Rachens und der Ovarien, Brust, Blase und Nieren | ↓ | möglich |
| | | Koronare Herzerkrankung, Hypertonie und Schlaganfall | ↓ | überzeugend |
| | | Diabetes Typ 2 | ↓ | unzureichend |
| | | Rheumatoide Arthritis | ↓ | möglich |
| | | Chronisch obstruktive Lungenerkrankung und Asthma | ↓ | möglich |
| | | Osteoporose | ↓ | möglich |
| | | Makuladegeneration und Katarakt | ↓ | möglich |
| **Obst** | hoch | Demenz | ↓ | möglich |
| | | Tumoren des Magens, der Speiseröhre und der Lunge | ↓ | wahrscheinlich |
| | | Tumoren des Mundes, Rachens und des Kolons, Rektums, der Blase und der Nieren | ↓ | möglich |
| | | Koronare Herzerkrankung, Hypertonie und Schlaganfall | ↓ | überzeugend |
| | | Diabetes Typ 2 | ↓ | unzureichend |
| | | Rheumatoide Arthritis | ↓ | möglich |
| | | Chronisch obstruktive Lungenerkrankung und Asthma | ↓ | möglich |
| | | Osteoporose | ↓ | möglich |
| | | Makuladegeneration und Katarakt | ↓ | möglich |
| | | Demenz | ↓ | möglich |
| **Vollkorn-produkte** | mittel | Tumoren des Kolons und Rektums | ↓ | möglich |
| | | kardiovaskuläre Erkrankungen | ↓ | wahrscheinlich |
| | | Diabetes Typ 2 | ↓ | wahrscheinlich |
| **Nüsse** | mittel | kardiovaskuläre Erkrankungen | ↓ | wahrscheinlich |
| | | Diabetes Typ 2 | ↓ | unzureichend |
| | | Gallensteine | ↓ | möglich |
| **Milch und Milch-produkte** | mittel | Tumoren des Kolons und des Rektums | ↓ | wahrscheinlich |
| | | Tumoren der Prostata und der Ovarien | ↑ | möglich |
| | | Osteoporose | ↓ | unzureichend |

Kollaths. Ob etwa die bekannte mediterrane Ernährung[135], die bereits erwähnte DASH[75]- oder die OmniHeart-Diät[136]: Alle basieren primär auf Obst, Gemüse, Nüssen, Vollkornprodukten und Hülsenfrüchten, ergänzt um (magere) Milchprodukte, Fisch und Geflügel.

Angesichts der positiven Effekte, die mit einer solchen Lebensmittelauswahl verbunden sind, verwundert es nicht, dass zwischenzeitlich die meisten Institutionen im Grunde eine moderne Variante der Kollathschen Vollwertkost zur Prävention chronisch-degenerativer Erkrankungen empfehlen. Denn egal ob es sich um die angesehene und einflussreiche *American Heart Association* (AHA), die Weltgesundheitsorganisation (WHO), den *World Cancer Research Fund* (WCRF) oder die vieldiskutierten Vorschläge der Harvard School of Public Health um Walter Willett handelt – bei allen lautet die Ernährungsempfehlung im Grundsatz gleich: Zu bevorzugen sind die „wirkstoffreichen" Lebensmittelgruppen Obst, Gemüse, Hülsenfrüchte und Vollkornprodukte, ergänzt um magere Milchprodukte, Geflügel und Fisch sowie Nüsse und hochwertige Speiseöle[137].

Kollaths praktische Ernährungslehre hat damit unzweifelhaft, wie Professor Claus Leitzmann richtig attestiert, „den Test der Zeit bestanden[138]". Mit der kleinen Einschränkung allerdings, dass dem Verzehr von Milchprodukten keinesfalls jene präventivmedizinische Bedeutung zukommt, wie von Kollath propagiert. So schrieb Kollath noch in „Die Ordnung unserer Nahrung": „Von tierischen Lebensmitteln ist die Milch für uns unentbehrlich[139]." Tatsächlich ist der Verzehr von Milchprodukten mit keinen gesundheitlichen Vorteilen verbunden, sieht man einmal von den protektiven Effekten im Hinblick auf das Dickdarmkrebsrisiko ab.

# 3  Lasst unsere Nahrung so natürlich wie möglich!

Diese Forderung zählt sicherlich zu den populärsten Elementen der Kollathschen Ernährungslehre – und zu den am meisten fehlinterpretierten. Denn der Begriff „natürlich" wurde und wird häufig mit „unverändert" übersetzt, so dass die Devise gelten
soll: „Zurück zur Natur". Kollath selbst sah sich genötigt, hier eine Klar- und Darstellung seiner Position vorzunehmen, indem er sich deutlich von einer solch vulgär-
naturalistischen Auffassung à la Rousseau distanzierte. So schrieb er im Vorwort zur 2.
Auflage der *Ordnung unserer Nahrung*: Derartige „Behauptungen und Forderungen
stehen aber in einem offenbaren Gegensatz zu den Tatsachen, dass in der Natur zahlreiche Unvollkommenheiten und Schädlichkeiten vorhanden sind und dass es dem
Menschen in jahrtausendelangem Fleiß gelungen ist, viele dieser Unvollkommenheiten beseitigen zu können[141]." Entsprechend „soll keineswegs eine ausschließliche Ernährung mit einer völlig unveränderten und behandelten Nahrung gefordert oder an-
geraten werden, sondern in den beiden letzten Worten ‚wie möglich' liegt die Folge-
rung, dass man die Nahrung zwar verändern kann oder auch muss, dass uns aber Grenzen gezogen sind[142]."

Diese Grenzen nun würden in der modernen Zivilisation in zunehmendem Maße über-
schritten, erkennbar an einer steigenden Zahl chronisch-degenerativer Erkrankungen[143].
Entsprechend stellt Kollaths Grundsatz „lasst die Nahrung so natürlich wie möglich"
eine Reaktion dar auf die, wie er sich ausdrückte „[…] schlechten Erfahrung, die mit
den einseitig veränderten Nahrungsmitteln beim Menschen gemacht worden sind
[…][144]."

Krank also durch starkverarbeitete Nahrung?

Tatsächlich verfügte Kollath mitnichten über die Daten der experimentellen und die
der epidemiologischen Ernährungsforschung, um diese Frage wirklich beantworten zu
können. Vielmehr ließ er sich auch hier von den Ergebnissen seiner tierexperimentellen
Mesotrophiebefunde leiten – ein aus heutiger Sicht kritikwürdiges Unterfangen[145].

Nicht zuletzt deshalb stellt sich hier die Gretchenfrage, welche ernährungsphysiolo-
gischen und gesundheitlichen Konsequenzen der Verzehr der von Kollath angepran-
gerten „Zivilisationskost" tatsächlich mit sich bringt. Was hat die moderne Ernährungsforschung hierbei an Befunden erarbeitet? Werfen wir also einen Blick in die nutritive
Büchse der Pandora – so es denn sich um eine solche handeln sollte.

## 3.1   Die „Western Diet" – mit Messer und Gabel ins Verderben

Als Paradebeispiel für eine Ernährungsweise, die Kollaths Vorstellungen von einer „Zivilisationskost" *par excellence* entsprechen dürfte, kann die „Western Diet" gelten. Eine solche nämlich besteht primär aus raffinierten, (hoch)erhitzen und industriell prozessierten Lebensmitteln, so dass hochausgemahlene Getreideprodukte, raffinierte Zuckererzeugnisse und Speisefette, sowie fettreiche Fleisch- und Wurstwaren den Speisezettel dominieren[146]. Als kulinarische Vorreiter in Sachen „Western Diet" können die US-Amerikaner gelten. Bei ihnen stammen im Mittel rund 60% der Nahrungsenergie aus dem Verzehr von Weißmehl- und Zuckererzeugnissen sowie aus raffinierten Speisefetten[147]. Ernährungsphysiologisch weist ein solches Ernährungsmuster folgende Charakteristika auf:

- Geringe Mikronährstoff- und hohe Energiedichte
- Hoher glykämischer Index und hohe glykämische Last
- Hohe Säurelast
- Hoher Gehalt an Glykotoxinen
- Hoher Anteil an Transfettsäuren
- Geringe Mengen an Omega-3-Fettsäuren
- Geringer Gehalt an Ballaststoffen und an sekundären Pflanzenstoffen

Was es mit diesen Eigenschaften der „Zivilisationskost" im Einzelnen auf sich hat, dazu im Folgenden mehr.

### 3.1.1 Charakteristikum eins oder: Viel Nahrungsenergie zum Preis von wenig Mikronährstoffen

Raffinierte Kohlenhydratträger wie Auszugsmehlprodukte und Zuckerwaren sowie hochraffinierte Fette enthalten kaum Vitamine und Mineralstoffe, weisen jedoch einen hohen Energiegehalt auf. Entsprechend fällt die Mikronährstoffdichte, d.h. der Quotient aus der Mikronährstoffmenge und dem Energiegehalt, bei einer „Western Diet" gering aus. Nicht verwunderlich deshalb, dass die Versorgung mit Vitaminen und Mineralstoffen bei einem Großteil der US-amerikanischen Bevölkerung unzureichend ist (Tab. 3-1).

Vor dem Hintergrund der Tatsache, dass eine solch suboptimale Mikronährstoffversorgung sich in einer Vielzahl von Beobachtungsstudien als Risikofaktor für verschiedene chronisch-degenerative Erkrankungen erwiesen hat (Tab. 3-2)[148-160], muss dieses Charakteristikum der westlichen „Zivilisationskost" bedenklich stimmen.

Dies umso mehr, als dass die hohe Energiedichte der „Western Diet" die Entstehung von Übergewicht bzw. von Adipositas begünstigt und damit das Risiko für Herz-Kreis-

**Tabelle 3-1: Kritische Mikronährstoffe bei einer „Western Diet" – das Beispiel USA[7]**

| Mikronährstoff | Anteil der Bevölkerung (%), der die empfohlene Zufuhr nicht erreicht |
|---|---|
| Vitamin $B_{12}$ | 17,2 |
| Niacin | 25,9 |
| Riboflavin | 30,0 |
| Thiamin | 30,2 |
| Folat | 33,2 |
| Vitamin C | 37,5 |
| Eisen | 39,1 |
| Vitamin $B_6$ | 53,6 |
| Vitamin A | 56,2 |
| Magnesium | 61,6 |
| Calcium | 65,1 |
| Zink | 73,3 |

lauf-Erkrankungen, Bluthochdruck sowie Diabetes mellitus Typ 2 und Gallenstein-leiden drastisch erhöht[161] (Abb. 3-1 und Abb. 3-2). Auch das Risiko für verschiedene Organtumoren steigt mit zunehmender Leibesfülle an[162]. So sind in Europa etwa drei bis sechs Prozent aller Krebserkrankungen auf Übergewicht bzw. Adipositas zurück-zuführen[163] (Tab. 3-3). Bei Dickdarmkrebs, der mit 944.000 Neuerkrankungsfällen pro Jahr weltweit zu den häufigsten Krebserkrankungen zählt[164], sind es rund 11% der Ereignisse.

Über welche Mechanismen die Adipositas – insbesondere in ihrer viszeralen Form – das Krebsrisiko erhöht, ist bislang nicht abschließend geklärt. Doch epidemiologische und experimentelle Daten deuten darauf hin, dass die Insulinresistenz als Bindeglied zwischen beiden Erkrankungen fungiert (Abb. 3-3). Entsprechend sollen viszerale Adipositas und Insulinresistenz über folgende Mechanismen das Krebsgeschehen for-cieren[165]:

• Vermehrte Sekretion von Zytokinen aus dem viszeralen Fettgewebe und Induktion einer proinflammatorischen Stoffwechsellage, die mit einer vermehrten Bildung re-aktiver Sauerstoffspezies und der Schädigung von DNA einhergeht.
• Induktion einer Hyperinsulinämie, die von einer Abnahme der IGF-Bindeproteine (IGFBP-1 und -2) und einer hierdurch erhöhten Verfügbarkeit biologisch aktiven IGF-1 begleitet ist. Sowohl Insulin selbst als auch IGF-1 stimulieren als Wachs-tumsfaktoren die Zellproliferation und das Tumorwachstum. Darüber hinaus hemmt Insulin die Apoptose von Krebszellen.

**Tabelle 3-2: Ergebnisse von Beobachtungsstudien zum Zusammenhang zwischen der Zufuhr bzw. der Versorgung mit einzelnen Mikronährstoffen und dem Erkrankungsrisiko[8-20]**

| Assoziation | Studientyp | Ergebnisse |
|---|---|---|
| Folsäure und Koronare Herzkrankheit (KHK) | Kohortenstudien | Retrospektive Kohortenstudie: Assoziation zwischen niedrigen Serumfolatspiegeln und erhöhtem KHK-Risiko[8].<br><br>*Prospektive Kohortenstudie*: Inverse Assoziation zwischen der Aufnahme von Folat und dem KHK-Risiko[9]. |
| Folsäure und kolorektales Karzinom | Metaanalyse von Fall-Kontroll- und Kohortenstudien | Hohe Folsäureaufnahme über die Nahrung vermindert das Erkrankungsrisiko um 24 bzw. 25% im Vergleich zu einer niedrigen Zufuhr[10]. |
| Folsäure und Mammakarzinom | Metaanalyse von Fall-Kontroll- und Kohortenstudien | Fall-Kontroll-Studien: Hohe Folsäureaufnahme vermindert das Erkrankungsrisiko um 20% im Vergleich zu einer niedrigen Zufuhr[11].<br><br>Kohortenstudien: Kein genereller Schutzeffekt nachgewiesen; Ausnahme: Personen mit moderatem und hohem Alkoholkonsum[11]. |
| Folsäure und Lungenkrebs | Metaanalyse von Kohortenstudien | Hohe Folsäureaufnahme über die Nahrung vermindert das Erkrankungsrisiko um 12% im Vergleich zu einer niedrigen Zufuhr[12]. |
| Folsäure bzw. $B_{12}$ und Knochendichte | Kohortenstudien | Positive Assoziation zwischen dem Vitamin-$B_{12}$-[13] und dem Folsäurestatus[14] und der Knochendichte. |
| Vitamin E und koronare Herzkrankheit (KHK) | Metaanalyse von Kohortenstudien | Hohe Vitamin-E-Aufnahme über die Nahrung vermindert das Erkrankungsrisiko um 16% im Vergleich zu einer niedrigen Zufuhr[15]. |
| Vitamin E und Prostatakrebs | Kohortenstudien | Inverse Assoziation zwischen der Vitamin-E-Zufuhr und dem Prostatakrebsrisiko speziell bei Rauchern[16]. |
| Vitamin E und Lungenkrebs | Metaanalyse von Kohortenstudien | Hohe Vitamin-E-Aufnahme über die Nahrung vermindert das Erkrankungsrisiko um 14% im Vergleich zu einer niedrigen Zufuhr[12]. |
| Vitamin C und Krebserkrankungen allgemein | Fall-Kontroll- und Kohortenstudien | Inverse Assoziation zwischen der Vitamin-C-Aufnahme über die Nahrung und dem Risiko verschiedener Organtumore[17]. |
| Vitamin C und Lungenkrebs | Metaanalyse von Kohortenstudien | Hohe Vitamin-C-Aufnahme über die Nahrung vermindert das Erkrankungsrisiko um 14% im Vergleich zu einer niedrigen Zufuhr[12]. |
| Vitamin C und koron.Herzkrankheit | Fall-Kontroll-Studien und Kohortenstudien | Inverse Assoziation zwischen der Vitamin-C-Zufuhr und dem KHK-Risiko[17]. |
| Selen und Prostatakrebs | Metaanalyse von Kohortenstudien | Hohe Selenaufnahme über die Nahrung vermindert das Risiko um 28% im Vergleich zu einer niedrigen Zufuhr[18, 19]. |
| Magnesium und Typ-2-Diabetes | Metaanalyse von Kohortenstudien | Inverser Zusammenhang zwischen der Magnesiumzufuhr und dem Erkrankungsrisiko. Für einen Anstieg der Magnesiumaufnahme von 100 mg/d über die Nahrung wurde ein 14% vermindertes Erkrankungsrisiko berechnet[20]. |

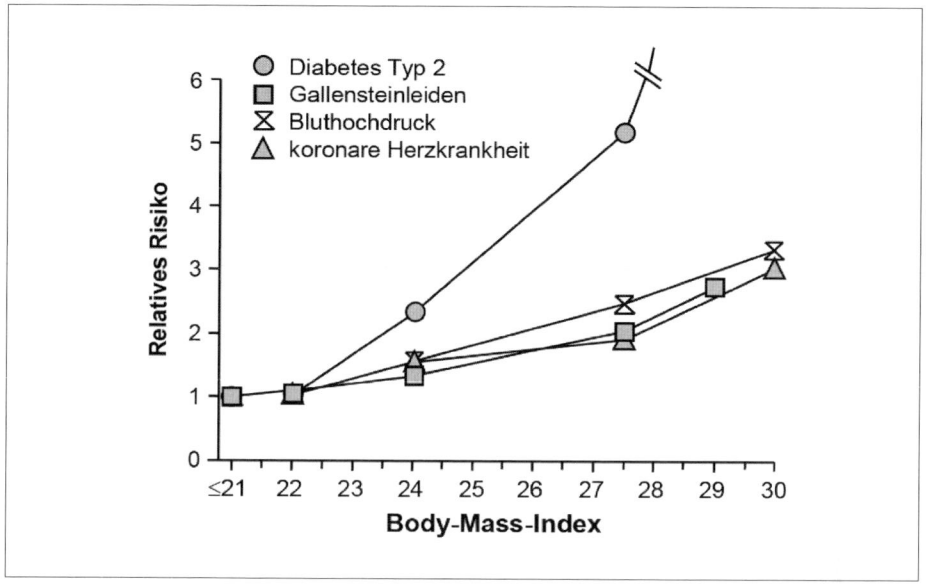

**Abb. 3-1:** Beziehung zwischen Body-Mass-Index und dem Risiko für verschiedene chronisch-degenerative Erkrankungen bei Männern[21]

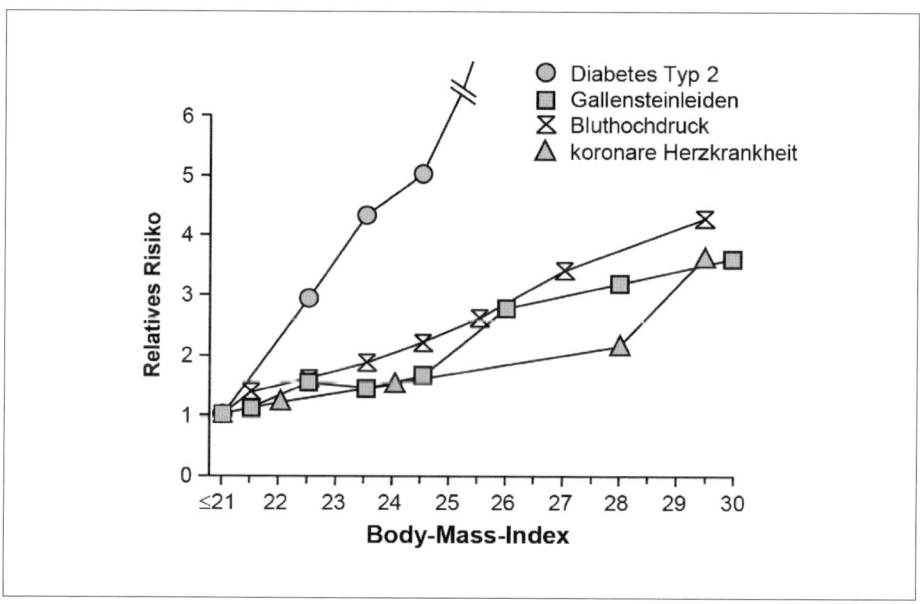

**Abb. 3-2:** Beziehung zwischen Body-Mass-Index und dem Risiko für verschiedene chronisch-degenerative Erkrankungen bei Frauen[21]

45

**Tabelle 3-3: Prozentanteil der Krebsfälle, die auf Übergewicht und Adipositas zurückzuführen sind[23]**

| Tumorlokalisation | Männer | Frauen |
|---|---|---|
| Brust | - | 8,5 |
| Kolon | 11,1 | 10,7 |
| Endometrium | - | 39,2 |
| Prostata | 4,4 | - |
| Nieren | 25,5 | 24,5 |
| Gallenblase | 24,8 | 23,7 |
| Alle Organe | 3,4 | 6,4 |

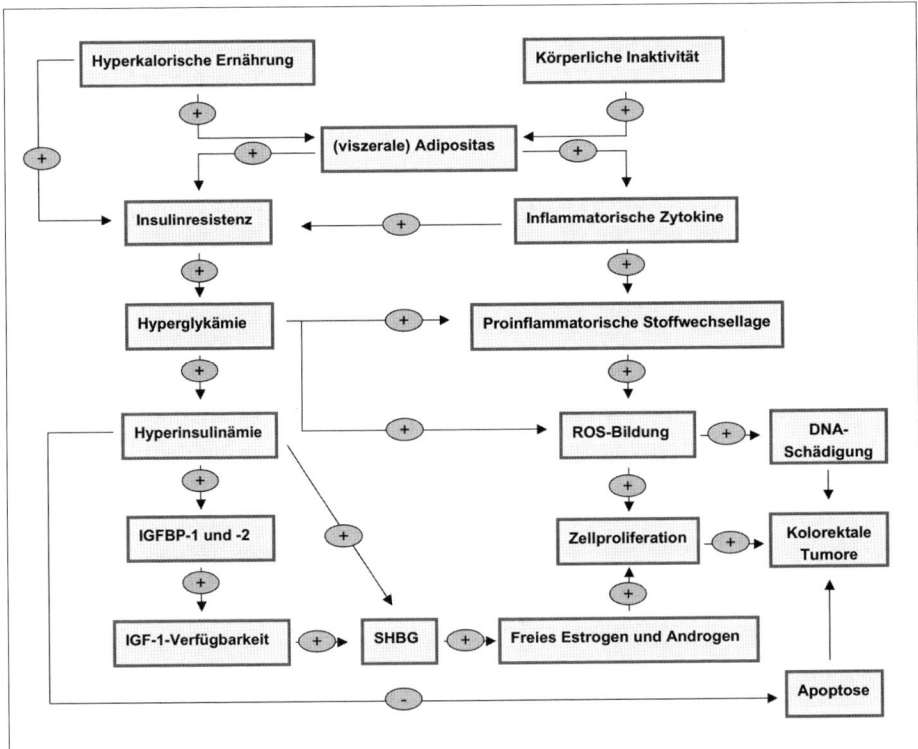

**Abb. 3-3: Pathogenetischer Zusammenhang zwischen Adipositas, Insulinresistenz und kolorektalen Tumoren[25]**
ROS:    Reaktive Sauerstoffspezies
SHBG: Sexualhormon-bindendes Hormon
IGF-1: Insulin-like-growth-factor 1
IGFBP: Insulin-like-growth-factor-bindendes Protein

- Sowohl IGF-1 als auch Insulin unterdrücken die Bildung des sexualhormonbindenden Globulins (SHBG), womit der Anteil der freien und biologisch aktiven Sexualhormone steigt. Sowohl Estrogene als auch Androgene stimulieren die Zellproliferation.

Zusammenfassend kommt man vor dem Hintergrund der oben aufgezeigten Befunde schwerlich um die Einsicht herum: Der „Western Way of Eating" macht kugelrund und dadurch krank!

### 3.1.2 Charakteristikum zwei oder: Die (glykämische) Last mit den raffinierten Kohlenhydratträgern

Ein weiteres Charakteristikum der westlichen „Zivilisationskost" ist ihr hoher glykämischer Index bzw. ihre hohe glykämische Last.

Der glykämische Index (GI) ist eine 1981 von dem kanadischen Ernährungsforscher David Jenkins[166] eingeführte Größe, die in den letzten Jahren auf großes Interesse gestoßen ist. Der GI gibt an, in welchem Ausmaß der Verzehr eines kohlenhydrathaltigen Lebensmittels zum Anstieg der Glukosekonzentration des Blutes beiträgt. So ist die akute postprandiale Blutzuckerwirksamkeit von Lebensmitteln, die einen hohen GI aufweisen, pro Gramm Kohlenhydrate ausgeprägter als bei solchen mit einem niedri-

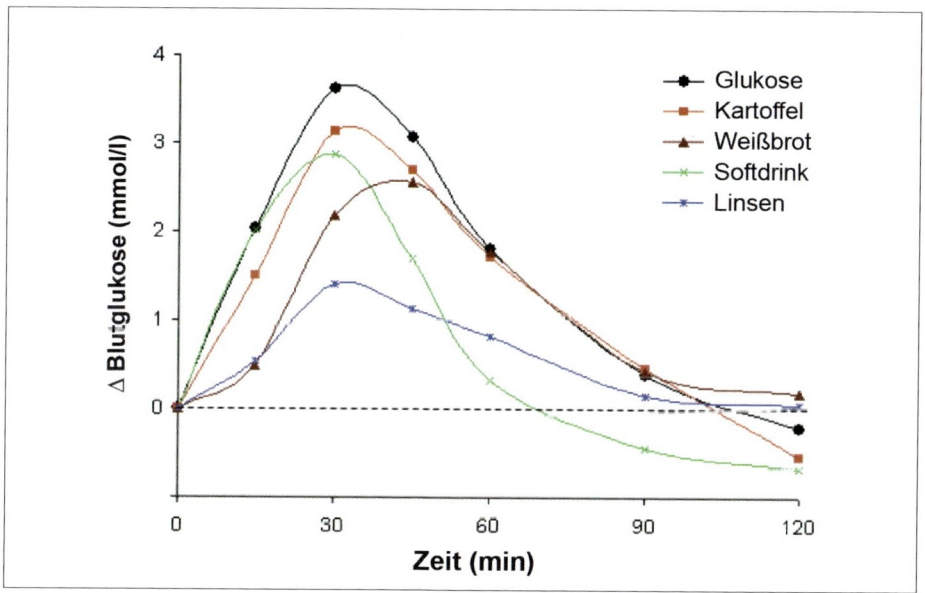

**Abb. 3-4: Blutglukoseverhalten nach Aufnahme von Lebensmitteln mit hohem (Glukose, Kartoffeln) und niedrigem (Linsen) GI[170]**

47

gen GI[167] (Abb. 3-4). Entsprechendes soll auch für ganze Kostformen gelten[168], wenngleich die Meinungen hierzu differieren[169].

Da nicht nur die Art der Kohlenhydrate, sondern auch die verzehrte Menge für das Blutzuckerverhalten entscheidend ist, wurde die Kenngröße der glykämischen Last (GL) entwickelt. Sie definiert sich aus dem Produkt des glykämischen Index von Nahrungsmitteln und der Menge an Kohlenhydraten in 100 g. In gemischten Mahlzeiten bestimmt der GL etwa 90% der postprandialen Blutzuckerwirkung[171].

Sowohl die Höhe des GI als auch die des GL sind abhängig von einer Reihe von Faktoren. Hierzu zählen der Ballaststoffgehalt, die Konsistenz, der Verarbeitungsgrad, die Konzentration an Enzyminhibitoren (vor allem $\alpha$-Amylase-Inhibitoren) und der Protein- und Fettgehalt der Lebensmittel[172]. In Tabelle 3-4 sind die GI- und GL-Werte ausgewählter Lebensmittel aufgeführt. Wie daraus hervorgeht, sind der GI und der GL einer Kostform im Allgemeinen umso ausgeprägter, je höher der Anteil an ballaststoff-

**Tabelle 3-4: Glykämischer Index (GI) und glykämische Last (GL) ausgewählter Lebensmittel[174]**

| Lebensmittel | GI | übliche Portionsgröße(g) | Verwertbare Kohlenhydratmenge (g/Portion) | GL |
|---|---|---|---|---|
| Cornflakes | 81 ± 3 | 30 | 26 | 21 |
| Wassermelonen | 72 ± 13 | 30 | 6 | 4 |
| Karotten (roh und gekocht) | 47 ± 16 | 120 | 6 | 3 |
| Weizenbrot, weiß | 70 ± 0 | 80 | 14 | 10 |
| Vollkornweizenbrot | 71 ± 2 | 30 | 13 | 9 |
| Kartoffelchips | 54 ± 3 | 30 | 21 | 11 |
| Kartoffeln (gebacken) | 85 ± 12 | 150 | 30 | 26 |
| Langkornreis (gekocht) | 56 ± 2 | 150 | 41 | 23 |
| Brauner Reis (gekocht) | 55 ± 5 | 150 | 33 | 18 |
| Bananen | 52 ± 4 | 120 | 24 | 12 |
| Orangen | 42 ± 3 | 120 | 11 | 5 |
| Spaghetti, weiß (gekocht) | 44 ± 3 | 180 | 48 | 21 |
| Vollkornspaghetti (gekocht) | 37 ± 5 | 180 | 42 | 16 |
| Grüne Linsen (gekocht) | 30 ± 4 | 150 | 17 | 5 |
| Äpfel | 38 ± 2 | 120 | 15 | 6 |
| Kidneybohnen (Dose) | 52 | 150 | 17 | 9 |
| Milch, Vollfett | 27 ± 4 | 250 | 12 | 3 |

armen, stark verarbeiteten, stärkehaltigen und zuckerreichen Produkten ist – exakt also jener Lebensmittel, die in der westlichen „Zivilisationskost" dominieren. So stammen beispielsweise in der US-amerikanischen Nahrung 39% der Kalorien aus diesen hochglykämischen Lebensmitteln[173].

Der Konsum einer solch hochglykämischen Nahrung führt postprandial zu einer Reihe von gesundheitlich ungünstig zu werteten Effekten, insbesondere bei übergewichtigen bzw. insulinresistenten Personen: Anstieg der Triglyceride, oxidativer Stress, Hyperinsulinämie, endotheliale Dysfunktion und herabgesetzte Fibrinolyse. Passend hierfür wurde der Begriff „postprandialer Dysmetabolismus" geprägt[175]. Auch die Nüchternglukose- und Triglyceridspiegel finden sich bei einer hochglykämischen Ernährungsweise in gesundheitlicher Hinsicht nachteilig verändert[176].

Für den postprandialen Dysmetabolismus verantwortlich zu machen sind vornehmlich die ausgeprägten Blutzuckerspitzen, wie sie nach dem Verzehr einer Mahlzeit mit hohem GI bzw. GL zu beobachten sind[177]. Inzwischen mehren sich die Befunde aus Beobachtungsstudien, wonach das Ausmaß des postprandialen Blutzuckeranstiegs linear mit dem Risiko für Herz-Kreislauf-Erkrankungen assoziiert ist[178] (siehe Abbildung 3-5). Nicht verwunderlich also, dass ein hoher GI und eine hohe GL einen unabhängigen Risikofaktor für Herz-Kreislauf-Erkrankungen darstellen. Aber auch für andere chronische Erkrankungen wie Diabetes mellitus Typ 2, Gallensteinleiden und bestimmte Krebserkrankungen hat sich der Konsum einer hochglykämischen Nah-

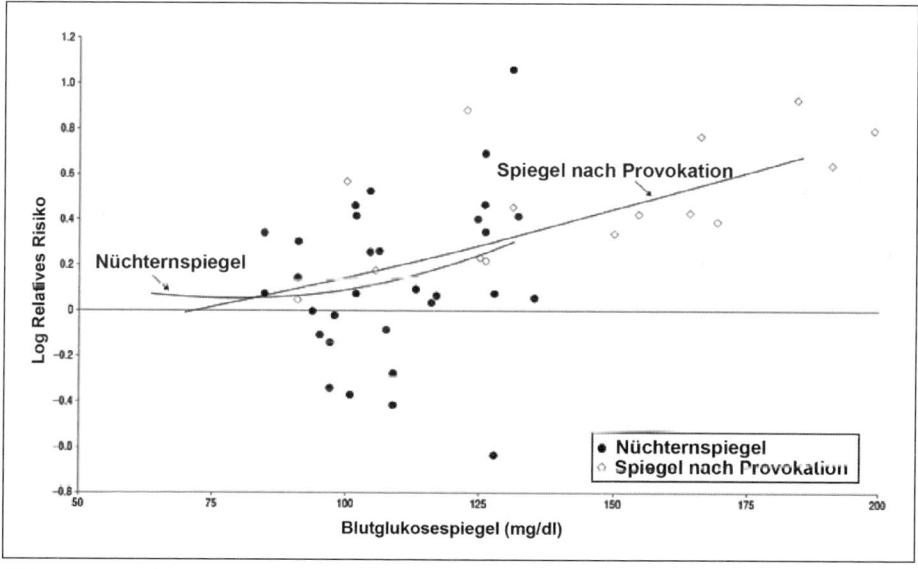

**Abb. 3-5: Beziehung zwischen der postprandialen Blutglucosekonzentration und dem Risiko für Herz-Kreislauf-Erkrankungen**[38]

**Tabelle 3-5: Erhöhung des relativen Risikos für verschiedene Erkrankungen bei Verzehr einer Kost mit hohem GI bzw. GL (verglichen ist das obere mit dem unteren Quantil)[39]**

| Erkrankung | Risikoerhöhung bei hohem GI (in %) | Risikoerhöhung bei hohem GL (in %) |
|---|---|---|
| Typ-2-Diabetes | 40 | 27 |
| Kardiovaskuläre Erkrankungen | 25 | 57 |
| Schlaganfall | 2 | 28 |
| Brustkrebs | 9 | -1 |
| Dickdarm- und Enddarmkrebs | 11 | 11 |
| Endometrium | 13 | 72 |
| Erkrankungen der Gallenblase | 26 | 41 |
| Augenerkrankungen | 10 | -4 |

rung als Risikofaktor erwiesen[179] (Tab. 3-5). Süßes Blut hat seinen Preis…

### 3.1.3 Charakteristikum drei oder: Saure Kost stößt sauer auf

Nicht nur die hochglykämische Eigenschaft der westlichen Zivilisationskost macht dem Organismus langfristig zu schaffen. Auch deren Säurelast setzt ihm zu. Bei einer westlichen Ernährung nämlich fällt im Zuge der Metabolisierung der Lebensmittel ein täglicher Säureüberschuss von 50-100 Milliäquivalenten (mEq) an[180]. Biochemisch lässt sich dieses „saure" Charakteristikum der modernen „Zivilisationskost" auf folgende Faktoren zurückführen[181]:

- Eiweißträger wie Wurst- und Fleischwaren sowie Getreideprodukte liefern reichlich Methionin und Cystein. Beide Aminosäuren bilden beim Abbau in der Leber Schwefelsäure (Abb. 3-6).
- Stark verarbeitete Produkte wie Schmelzkäse sowie Fleisch- und Wurstwaren enthalten phosphorhaltige Verbindungen, die im Zuge der Verdauung Phosphorsäure bereitstellen und in dieser Form in den Organismus gelangt. Auch Cola-Getränke enthalten Phosphorsäure und tragen so zur Säurelast des Organismus bei.
- Der vergleichsweise geringe Verzehr von Obst und Gemüse bedingt eine niedrige Zufuhr an organischen Salzen (z. B. Calciumcitrat oder Magnesiummalat), die im Organismus Säureäquivalente ($H^+$) aufnehmen und so als basisch wirkende Lebensmittelbestandteile fungieren (Abb. 3-6).

Insgesamt ist der Säureüberschuss der westlichen Kost also Ausdruck eines zu viel an potenziell säurebildenden und eines zu wenig an basisch wirkenden Lebensmitteln.

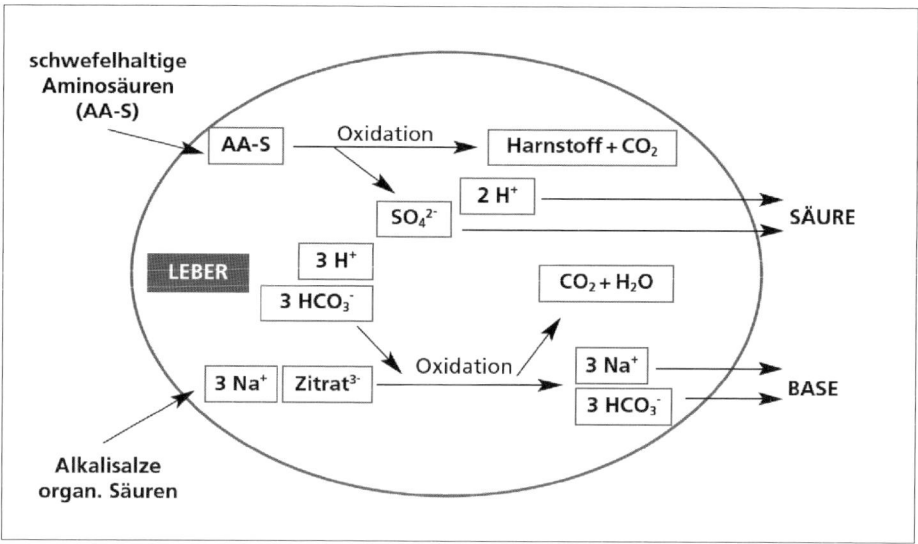

**Abb. 3-6: Vereinfachtes Schema des Stoffwechsels der schwefelhaltigen Aminosäuren Methionin und Cystein sowie der organischen Salze[182]**

Als Maß für den Einfluss eines Lebensmittels auf den Säure-Basen-Haushalt dient der PRAL-Index (*Potential Renal Acid Load*). Generell gilt: Je höher der Methionin- und Cysteingehalt ist, und je weniger organische Salze ein Lebensmittel aufweist, desto höher sein PRAL-Wert. Dieser Umstand erklärt auch, weshalb Käse, Fleisch- und Wurstwaren sowie Fisch und Getreideprodukte als säurebildend, Obst und Gemüse dagegen als Lieferanten von Basenäquivalenten gelten[183] (Tab. 3-6).

Welche gesundheitlichen Konsequenzen resultieren nun aus dem Verzehr einer säureüberschüssigen Kost? Die Antwort lautet: Keine positiven, wie die vorliegenden Befunde aus Beobachtungsstudien und Stoffwechseluntersuchungen nahe legen[185]. Dies gilt insbesondere im höheren Lebensalter, da die Fähigkeit der Nieren zur Säureausscheidung mit fortschreitendem Alter abnimmt[186]. Unter westlichen Ernährungsbedingungen entwickelt sich so eine chronische, geringfügige Azidose („latente Azidose"). Dabei liegt der pH Wert des Blutes meist noch im unteren Normbereich, während die Pufferkapazität des Blutes vermindert ist. In Folge von Kompensationsmechanismen resultieren hieraus eine Reihe von pathobiochemischen Effekten[187], die insbesondere den Calcium- und Knochenstoffwechsel betreffen[188]:

• Lokale, physiko-chemische Freisetzung von Calcium und anderen Mineralstoffen aus der Knochenoberfläche.

• Abgabe von Carbonat ($CO_3^{2-}$) und anderen organischen Anionen aus der Knochenmatrix zur Pufferung.

**Tabelle 3-6: Potenzielle renale Säurelast (PRAL) ausgewählter Lebensmittel in Abhängigkeit vom Gehalt an schwefelhaltigen Aminosäuren**[184]

| Lebensmittel | Methionin (mg/100g) | Cystein (mg/100g) | PRAL (mEq) |
|---|---|---|---|
| Emmentaler (45% i.Tr.) | 0,6-1,0 | 0,2-0,35 | 21,1 |
| Rindfleisch, mager | 0,7 | 0,35 | 7,8 |
| Lachs | 0,8 | 0,24 | 9,7 |
| Hühnerfleisch | 0,5 | 0,28 | 8,7 |
| Erdnüsse | 0,32 | 0,36 | 8,3 |
| Vollkornbrot | 0,15 | 0,24 | 5,3 |
| Weißbrot | 0,14 | 0,22 | 1,8 |
| Vollmilch | 0,094 | 0,031 | 0,7 |
| Reis (gekocht) | 0,048 | 0,037 | 1,7 |
| Erbsen | 0,048 | 0,056 | 1,2 |
| Kartoffeln | 0,023 | 0,018 | -4,0 |
| Zwiebeln | 0,02 | 0,0 | -1,5 |
| Orangen | 0,012 | 0,01 | -2,7 |
| Karotten | 0,07 | 0,07 | -4,9 |
| Äpfel | 0,02 | 0,03 | -2,2 |

- Osteoklastenvermittelte Aktivierung der Knochenresorption.
- Hemmung der Osteoblastenaktivität und damit verminderte Knochenneubildung.
- Mögliche Dysfunktionen im Hormonhaushalt wie z. B. Anstieg der Cortisolwerte. Damit indirekt Hemmung der Osteoblastenaktivität.

Insgesamt ist eine hohe Säurelast der Nahrung mit einer erhöhten Calciumausscheidung[189] (Abb. 3-7) und einer verminderten Knochendichte assoziiert[190], so dass langfristig das Risiko für Osteoporose erhöht ist[191]. Die moderne „Zivilisationskost" nagt also auch an den Knochen…

### 3.1.4 Charakteristikum vier oder: Der ganze Rest

Ein Blick in die nutritive Büchse der Pandora offenbart noch weitere Charakteristika der westlichen „Zivilisationskost", die der Gesundheit des Menschen langfristig wenig zuträglich sind. Allerdings: Wollte man diese alle genauer unter die ernährungsphysiologische Lupe nehmen, so würde dies den Rahmen der hier vorliegenden Schrift bei Weitem sprengen. Gemäß dem Motto „In der Kürze liegt die Würze", listet Tabelle 3-7 weitere Nahrungsfaktoren der „Western Diet" auf und fasst ihre gesundheitlichen Effekte auf den menschlichen Organismus stichpunktartig zusammen.

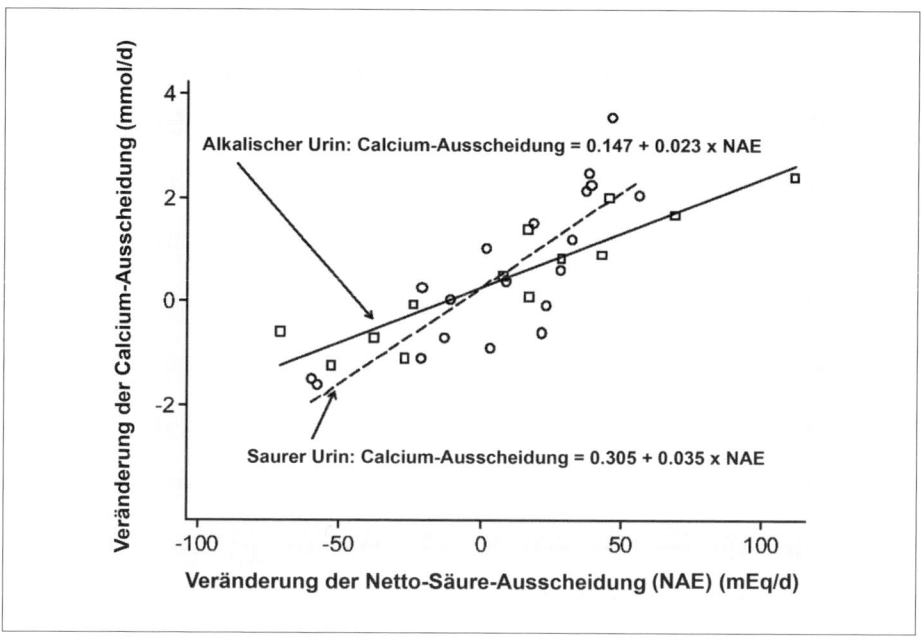

**Abb. 3-7:** Zusammenhang zwischen der renalen Säure- und Calciumausscheidung beim Menschen[49]

**Tabelle 3-7:** Stoffwechseleffekte und langfristige gesundheitliche Wirkungen einzelner Nahrungsfaktoren einer „Western Diet" [192-196]

| Nahrungs-charakteristikum | Charakterisierung | Stoffwechselwirkungen | Folgen für die Gesundheit |
|---|---|---|---|
| Hohe Zufuhr an Transfettsäuren | • Transfettsäuren sind ungesättigte Fettsäuren mit einer oder mehreren Doppelbindungen, die in trans-Konfiguration vorliegen.<br>• Sie entstehen u.a. bei der industriellen Härtung pflanzlicher Fette mittels Metallkatalysatoren. Entsprechend können Lebensmittel, die einen hohen Gehalt an gehärteten Fetten enthalten, hohe Konzentrationen an Transfettsäuren aufweisen. Dazu zählen u.a. Margarine, | *Effekte auf den Lipidstoffwechsel:*<br>• LDL:HDL-Quotient ↑<br>• Lipoprotein(a)-Konzentration ↑<br>• Triglyzeride ↑<br><br>*Effekte auf Entzündungsparameter:*<br>• Proinflammatorische Wirkung (↑ Konzentration an Interleukin-6 und an Tumor-Nekrose-Faktor alpha) | • Risiko für eine Fettstoffwechselstörung ↑<br>• Risiko für koronare Herzkrankheit ↑ |

| Nahrungs-charakteristik. | Charakterisierung | Stoffwechselwirkungen | Folgen für die Gesundheit |
|---|---|---|---|
| | Schokolade, Snacks und Pommes Frites.<br>• Insbesondere Personen, die häufig Fast-Food-Produkte und fettreiche Snacks konsumieren, können so beachtliche Mengen (>10 g/Tag) Transfettsäuren aufnehmen. | *Effekte auf das Endothel:*<br>• Induktion einer endothelialen Dysfunktion | |
| Geringe Aufnahme an $\omega$-3-Fettsäuren | • Bei $\omega$-3-Fettsäuren wie $\alpha$-Linolensäure (ALA) und ihren langkettigen Derivaten Eicosapentaensäure (EPA) und Docosahexaensäure (DHA) handelt es sich um mehrfach ungesättigte Fettsäuren. Ihre erste Doppelbindung befindet sich am 3.Kohlenstoffatom, worauf der Name zurückzuführen ist.<br>• Unter westlichen Ernährungsbedingungen ist sowohl die absolute Zufuhr an $\omega$-3-Fettsäuren als auch die Relation zu $\omega$-6-Fettsäuren als präventiv-medizinisch ungünstig zu werten. Dies liegt an der geringen Bedeutung von fettreichen Kaltwasserfischen (Lachs, Hering und Makrele), Nüssen und Saaten bei einer „Western Diet". | Positiv zu wertende Wirkungen von $\omega$-3-Fettsäuren auf das Stoffwechselgeschehen entfallen. Dazu zählen:<br>*Effekte auf den Lipidstoffwechsel:*<br>• Triglyzeridkonzentration $\downarrow$<br>*Effekte auf Entzündungsparameter:*<br>• Antientzündliche Wirkung ($\downarrow$ Konzentration an bestimmten Prostaglandinen und Zytokinen)<br>*Effekte auf das Endothel:*<br>• Verbesserung der Endothelfunktion, u.a. durch eine gesteigerte Synthese von Stickstoffmonoxid (NO) | • Risiko für koronare Herzkrankheit $\uparrow$ |
| Geringe Zufuhr an Ballaststoffen | • Unter physiologischen Gesichtspunkten werden unter der Bezeichnung „Ballaststoffe" jene organischen Nahrungsbestandteile zusammengefasst, die von den körpereigenen Verdauungsenzymen nicht oder nur unvollständig abgebaut werden können. Zu den Ballaststoffen zählen u. a. die Nicht-Stärke-Polysaccharide (z. B. Cellulose, Hemicellulose), | Positiv zu wertende Wirkungen von Ballaststoffen auf das Stoffwechselgeschehen entfallen. Dazu zählen:<br><br>*Effekte auf den Gastrointestinaltrakt:*<br>• Magenverweildauer $\uparrow$<br>• Transitzeit $\downarrow$<br>• Ammoniakbildung $\downarrow$ | • Risiko für koronare Herzkrankheit $\uparrow$<br>• Risiko für Übergewicht/Adipositas $\uparrow$<br>• Risiko für Diabetes mellitus Typ 2 $\uparrow$ |

54

| Nahrungs-charakter. | Charakterisierung | Stoffwechselwirkungen | Folgen für die Gesundheit |
|---|---|---|---|
| | der Holzstoff Lignin sowie die resistente Stärke.<br>• Der geringe Ballaststoff-gehalt der „Western Diet" ist darauf zurückzuführen, dass gering verarbeitete Lebens-mittel pflanzlichen Ur-sprungs – die Hauptliefe-ranten für Ballaststoffe – in nur geringem Umfang konsumiert werden. | *Effekte auf den Lipidstoffwechsel:*<br>• Cholesterolsynthese der Leber ↓<br>• LDL-Konzentration ↓<br><br>*Effekte auf Entzündungsparameter:*<br>• Antientzündliche Wirkung (↓ Konzentration an bestimmten Prostaglandinen und Zytokinen)<br><br>*Effekte auf den Glukose- und Insulinstoffwechsel:*<br>• GI ↓<br>• Postprandiale Insulinsekretion ↓<br>• 24-Stunden-Sekretion des C Peptids ↓<br>• Insulinsensitivität ↑<br><br>*Effekte auf Purin- und Harnsäurestoffwechsel:*<br>• Harnsäureausscheidung ↑<br>• Harnsäurekonzentration im Blut ↓ | • Risiko für Dickdarm-krebs ↑ (?) |
| Geringe Aufnahme an sekun-dären Pflanzen-stoffen (SPS) | SPS bilden eine große Gruppe chemisch höchst heterogener Substanzen, die in geringen Mengen in Pflanzen enthalten sind. Inzwischen findet eine Einteilung Verwendung, die im Wesentlichen aufgrund ihrer chemischen Struktur erfolgt, aber auch funktionellen Eigenschaften der SPS berücksichtigt: | Positiv zu wertende Wirkungen von Ballaststoffen auf das Stoffwechselgeschehen entfallen.<br><br>Dazu zählen: | |
| | • Carotinoide (Carotine, Xanthophylle) | • Provitamin A-Aktivität<br>• Antioxidative Abwehr<br>• Zellkommunikation<br>• Zellwachstum und -differenzierung<br>• Immunmodulation | • Risiko für koronare Herzkrank-heit ↑ (?)<br>• Risiko für Tumorerkran-kungen ↑ (?) |

| Nahrungs-charakter. | Charakterisierung | Stoffwechselwirkungen | Folgen für die Gesundheit |
|---|---|---|---|
| | | | • Risiko für Augenerkrankungen (Katarakt und Makuladegeneration) ↑ (?) |
| • Polyphenole (Flavonoide, Phenolsäuren) | • Antioxidative Abwehr<br>• Antiinflammatorische Aktivität<br>• Biotransformation<br>• Zellwachstum und -differenzierung<br>• Immunmodulation<br>• Signaltransduktion | • Risiko für koronare Herzkrankheit ↑ (?)<br>• Risiko für Tumorerkrankungen ↑ (?) | |
| • Phytoestrogene (Isoflavone, Lignane, Coumestane) | • Antioxidative Abwehr<br>• Antiinflammatorische Aktivität<br>• Biotransformation<br>• Endokrine Effekte<br>• Signaltransduktion<br>• Zellwachstum und -differenzierung | • Risiko für koronare Herzkrankheit ↑ (?)<br>• Risiko für Tumorerkrankungen ↑ (?)<br>• Risiko für Osteoporose ↑ (?)<br>• Risiko für koronare Herzkrankheit ↑ (?)<br>• Risiko für Tumorerkrankungen ↑ (?) | |
| • Phytosterole | • Lipidstoffwechsel | • Risiko für Fettstoffwechselstörungen ↑ (?)<br>• Risiko für koronare Herzkrankheit ↑ (?) | |
| • Glucosinolate | • Antioxidative Abwehr<br>• Antimikrobielle Aktivität<br>• Biotransformation<br>• Zellwachstum und--differenzierung | • Risiko für Tumorerkrankungen ↑ (?) | |
| • Saponine | • Lipidstoffwechsel<br>• Immunmodulation | • Risiko für Tumorerkrankungen ↑ (?) | |

56

| Nahrungs-charakter. | Charakterisierung | Stoffwechselwirkungen | Folgen für die Gesundheit |
|---|---|---|---|
| | | • Zellwachstum und -differenzierung | |
| | • Monoterpene | • Antimikrobielle Aktivität<br>• Zellwachstum und -differenzierung<br>• Signaltransduktion | • Risiko für Tumorerkrankungen ↑ (?) |
| | • Sulfide | • Antioxidative Abwehr<br>• Antiinflammatorische Aktivität<br>• Antimikrobielle Aktivität<br>• Biotransformation<br>• Zellwachstum und -differenzierung | • Risiko für koronare Herzkrankheit ↑ (?)<br>• Risiko für Tumorerkrankungen ↑(?) |
| | • Protease-Inhibitoren | • Zellwachstum und -differenzierung<br>• Antiinflammatorische Aktivität | • Risiko für Tumorerkrankungen ↑ (?) |
| | • Phytinsäure | • Antioxidative Abwehr<br>• Immunmodulation | • Risiko für Tumorerkrankungen ↑ (?) |
| Hoher Gehalt an Glyko-toxinen | • Der Begriff „Glykotoxine" beschreibt eine Reihe von Glykierungsendprodukten, wie sie infolge der Reaktion von Eiweißen mit reduzierenden Zuckern, unter Ausbildung irreversibler Quervernetzungen, entstehen. Bekannte Vertreter dieser als *advanved glycation endproducts* (AGEs) bezeichneten Verbindungen sind u.a. N-Carboxy-methyl-Lysin (CML), Imidazolon und Pentosidin.<br>• Der Glykotoxingehalt von Lebensmitteln ist abhängig vom Gehalt an Zuckern, Fetten und Proteinen sowie vom Erhitzungs- und Verarbeitungsgrad. Generell gilt: Je höher der Fett- und Proteingehalt eines Lebensmittels ist und je höher und länger dieses erhitzt wurde, desto höher sein Gehalt an Glykotoxinen. Hohe Gehalte an AGEs finden sich u.a. in<br>- gegrillten und gebratenen Fleisch- und Wurstwaren,<br>- Keksen, Donuts und ähnlichem<br>So kann es nicht verwundern, dass mit einer „Western Diet" hohe Mengen an Glykotoxinen zugeführt werden. | *Effekte auf Entzündungsparameter und oxidativen Stress:*<br>• Proinflammatorische und -oxidative Wirkung<br>*Effekte auf das Endothel:*<br>• Induktion einer endothelialen Dysfunktion<br>*Effekte auf den Glukose- und Insulinstoffwechsel:*<br>• Induktion einer Insulinresistenz (?) | • Risiko für koronare Herzkrankheit ↑ (?)<br>• Risiko für Übergewicht/Adipositas ↑ (?)<br>• Risiko für Diabetes mellitus Typ 2 ↑ (?)<br>• Risiko für Dickdarmkrebs ↑ (?) |

### 3.1.5 Zusammenfassende Bewertung oder: Wenn die Waage kippt

In seinem Werk „Die Ordnung der Nahrung" machte Kollath eine Ernährungsweise, ausgezeichnet durch „Kalorienreichtum mit Wirkstoffarmut"[197], mitverantwortlich für die Entstehung vieler „Zivilisationskrankheiten". Ersetzt man „Kalorienreichtum" durch „hohe Energiedichte" und „Wirkstoffarmut" durch „geringe Mikronährstoffdichte" sowie „ein zu wenig an Ballaststoffen und sekundären Pflanzenstoffen", dann bestätigt die moderne Ernährungsforschung Kollath aufs Beste.

Tatsächlich entstehen die meisten chronisch-degenerativen Erkrankungen auf dem Boden eines Ungleichgewichts zwischen potenziell protektiven und gesundheitlich ungünstig zu wertenden Nahrungsfaktoren. So stellt die moderne Zivilisationskost langfristig die Zeichen in Richtung erhöhtes Krankheitsrisiko (Abb. 3-8). Und die Globalisierung in Gestalt einer „Cola-Kolonisierung" und „McDonaldisierung" trägt zu allem Überfluss dazu bei, dass eben diese westlichen Ernährungsgewohnheiten weltweit exportiert werden – mit gesundheitlich desaströsen Folgen[198]. So zeigen Berechnungen, dass mindestens 80% der koronaren Herzerkrankungen[199], 90% aller Diabetes-mellitus-Typ-2-Fälle[200] sowie 70% der Schlaganfälle[201] und Dickdarmkrebserkrankungen[202] auf den westlichen Ernährungs- und Lebensstil zurückzuführen sind.

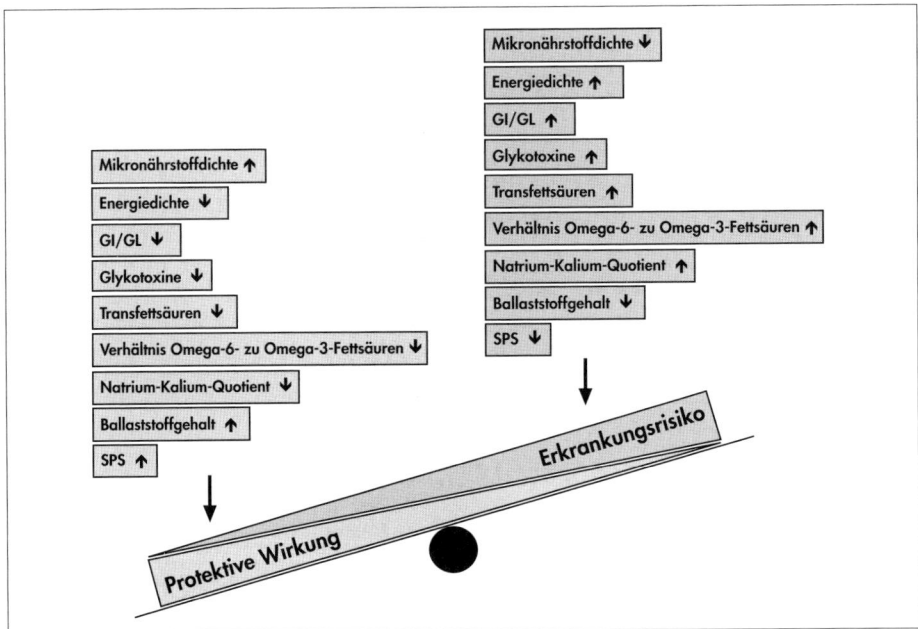

**Abb. 3-8: Nahrungsfaktoren und ihr Einfluss auf das Erkrankungsrisiko**
GI: Glykämischer Index
GL: Glykämische Last
SPS: Sekundäre Pflanzenstoffe

# 4 Der Blick über den Tellerrand

„Die Nahrung", so lautet der 9. Leitsatz der Kollathschen Hygiene, „ist der wichtigste beherrschbare Umweltfaktor[203]." So gab Kollath sich überzeugt davon, dass „die Folgen fehlerhafter Ernährung eine Hauptrolle" bei der Entstehung chronisch-degenerativer Erkrankungen einnehmen[204]. Als Hygieniker jedoch wusste Kollath nur zu gut, dass die Nahrung nur ein – wenn auch wesentlicher – Faktor ist, der den Gesundheitsstatus des Menschen beeinflusst. So stellte er in Band 1 seines *Lehrbuchs der Hygiene* bereits 1949 fest: „Unsere Zivilisationsschäden entstehen durch Mangel an Körperbewegung […], Unterschätzung seelischer Werte, […], Mißbrauch von Genussmitteln usw.[205]."

Heute, 60 Jahre danach, kann die moderne biomedizinische Forschung mit harten Daten aufwarten und belegen, welche gesundheitliche Bedeutung anderen Lebensstilelementen neben der Nahrung tatsächlich zukommt – allen voran psychozialen Faktoren[206], Aktiv- und Passivrauchen[207], Schlafverhalten[208] sowie körperlicher Aktivität[209]. Besonders deutlich wird dies an dem letztgenannten Lebensstilfaktor, dem Bewegungsverhalten.

## 4.1 Bewegung ist Trumpf!

Dass regelmäßige körperliche Aktivität ein wichtiger Schutzfaktor gegen vielerlei Krankheiten darstellt, wurde von vielen seit langem vermutet und aufgrund von Erfahrungen und Beobachtungen auch behauptet. Auch Kollath betrachtete diesen Lifestyle-Faktor als überaus wichtig, widmete er ihm doch den 1. Lehrsatz seiner „Allgemeinen Hygiene" von 1949. Dieser lautet: „Aktive Bewegung ist erforderlich zur Erhaltung der gesunden Lebensfunktionen[210]."

Wie aber ist es im Zeitalter der „Evidenzbasierten Medizin" um eine solche Aussage bestellt?

Tatsächlich hat eine umfangreiche Auswertung der wissenschaftlichen Studiendaten seitens einer Expertengruppe der WHO/FAO bereits 2003 ergeben, dass mit überzeugender wissenschaftlicher Evidenz feststeht: Regelmäßige Bewegung beugt nicht nur Übergewicht und Adipositas bestens vor, sondern gleichermaßen auch anderen Zivilisationsleiden wie Herz-Kreislauf-Erkrankungen, Diabetes mellitus Typ 2, bestimmten Krebsformen und Osteoporose[211].

Auch neuere Übersichtsarbeiten[212] und Metaanalysen[213] blasen in das gleiche Horn und belegen: Muskelaktivität ist *der* Schutzfaktor vor chronisch-degenerativen Erkrankungen. Entsprechend lautet die Schlussfolgerung einer jüngeren Übersichtsarbeit zu diesem Thema: „Aktuelle Daten untermauern frühere Befunde, wonach moderate körperliche Aktivität einen bedeutsamen Faktor bei der Prävention chronischer Erkrankungen und der Verminderung der Gesamtmortalität darstellt[214]."

Diese Einsicht kommt keineswegs überraschend, ist doch seit längerem bekannt, dass körperliche Aktivität vielfältige Stoffwechseleffekte induziert, die präventivmedizinisch überaus positiv zu beurteilen sind[215]. So verbessert regelmäßige Muskelbetätigung die Insulinsensitivität der Skelettmuskulatur[216], kurbelt die dortige Fettverbrennung an[217], lässt das gefürchtete viszerale Fettgewebe schwinden[218] und verringert somit längerfristig die Menge freier Fettsäuren im Blut. Indirekt resultieren hieraus komplexe biochemische Prozesse sowohl in Leber und Bauchspeicheldrüse als auch im und am Gefäßendothel. Eine Absenkung bzw. Normalisierung der Blutlipidwerte[219] als auch der Entzündungsparameter[220] sind die Folgen – insbesondere bei übergewichtigen und insulinresistenten Menschen (Abb. 4-1). So erklärt sich auch, weshalb Bewegung bei diesen Personen einen stärkeren Schutzfaktor darstellt als bei ihren schlanken Zeitgenossen. Es hat sich sogar gezeigt: Lieber etwas beleibt und fit als rank und schlank, aber schlapp[221]!

Das geringste Risiko für Zivilisationsleiden haben jedoch – wie sollte es auch anders sein – die schlanken Fitten zu verbuchen[222]. Die entscheidende Ursache hierfür dürfte in der hohen Insulinsensitivität der Leber und der peripheren Gewebe zu finden sein. Generell findet sich eine enge Beziehung zwischen der (aktiven) Skelettmuskelmasse und der Insulinsensitivität einerseits und der Körperfettmasse andererseits, so dass gilt: je mehr aktive Muskeln und je weniger Körperfett, desto höher die Insulinsensitivität[223].

Vor diesem Hintergrund steht Kollath mit seiner bereits oben formulierten These „Aktive Bewegung ist erforderlich zur Erhaltung der gesunden Lebensfunktionen[224]" ganz im Zeichen der Zeit.

## 4.2   Die Vitamin-D-Story oder: Es werde Licht!

„Man darf nicht alles nur von der Ernährung erwarten", gab Kollath im Vorwort zur vierten Auflage seines Hauptwerks *Die Ordnung unserer Nahrung* zu bedenken[226]. Die Nahrung ist eben nur ein Umweltfaktor unter vielen, der den Gesundheitsstatus eines Menschen zu beeinflussen vermag. Der oben angekündigte „Blick über den Tellerrad" soll im Folgenden auf einen weiteren dieser Faktoren gerichtet sein, nämlich auf das Element Sonnenlicht.

Warum ausgerechnet diesem Umweltfaktor eine solche Ehre zuteil wird, hat mehrere

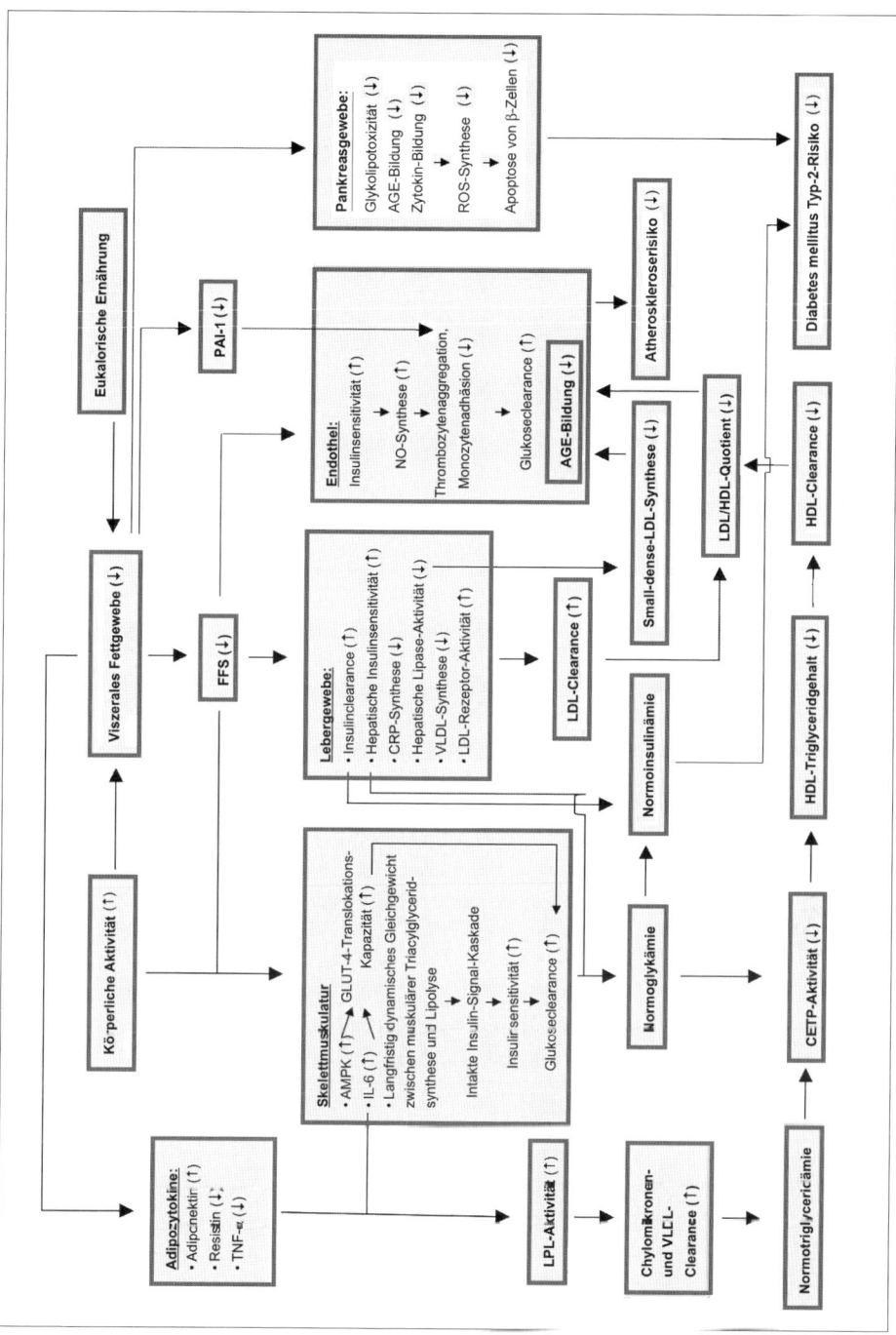

**Abb. 4-1: Stoffwechseleffekte, die von regelmäßiger körperlicher Aktivität ausgehen[225]**

Gründe. Einerseits hat Kollath bereits dem Themengebiet „Lichtbiologie und Licht-pathologie" seine Aufmerksamkeit gewidmet[227]. Andererseits werden wir gegenwärtig Zeugen, wie sich innerhalb der Wissenschaft eine Neubewertung in Sachen „Sonnen-licht und Gesundheit" vollzieht. Jahrelang nämlich hat das Sonnenlicht auf der derma-tologischen Anklagebank zugebracht, für schuldig befunden, gesundeitsgefährdend zu sein ob seines Potenzials, Hautkrebs zu induzieren. Entsprechend setzte sich die Auffassung durch: je weniger Sonne und UV-Strahlung die menschliche Haut abbe-kommt, desto besser. Nun sind Entlastungszeugen aus höchsten Kreisen der Wissen-schaft angetreten, das angeschlagene gesundheitliche Image des Sonnenlichts aufzu-polieren[228].

Einer dieser Kronzeugen im Kampf gegen die einseitige Sonnenphobie ist der Photo-biologe und Endokrinologe Michael Holick von der Boston University. In einem kürz-lich verfassten Buch hat er seiner Überzeugung von der Heilkraft der Sonne Ausdruck verliehen. Dort schreibt er:

„Können Sie sich vorstellen was passieren würde, wenn eine Arzneimittelfirma eine Tablette auf den Markt brächte, die gleichzeitig das Risiko für Krebs, Herzinfarkt, Schlaganfall, Osteoporose, PMS, saisonal bedingte Depression und verschiedene Auto-immunkrankheiten senken würde? Ein Medienzirkus käme in Gang, wie ihn die Welt noch bei keinem medizinischen Durchbruch erlebt hat! Von den seriösesten Zeitungen würden uns Schlagzeilen entgegen springen wie *‚Wunderpille'* *wird Millionen Men-schenleben retten* und *‚Wunderdroge'* *läutet ein neues Zeitalter in der Medizin ein.* Man würde die Nachmittagssoaps aus dem Programm nehmen, damit uns die Nach-richtensender ständig über diese Neuentdeckung auf dem Laufenden halten könnten und Reporter würden von überall her atemberaubende Reportagen liefern. Haben Sie es schon erraten? Es gibt tatsächlich ein solches Heilmittel, allerdings nicht in Tabletten-form. Sollte gerade Tag sein, schauen Sie aus dem Fenster zum Himmel. Dort sehen Sie dieses ‚Heilmittel', es ist die Sonne[229]."

Holick steht damit ganz in der Tradition des Lebensreformers Arnold Rikli (1823-1906), der im 19. Jahrhundert bereits das Credo verlauten ließ: „Wasser wirkt Wunder, Luft vermag noch mehr, am wirksamsten jedoch ist Licht[230]."

Heute mehren sich die Hinweise, dass die positiven gesundheitlichen Effekte des Son-nenlichts auf seinem Vitamin-D-bildenden Effekt beruhen. Danach ist nicht das Son-nenlicht selbst, sondern das mit seiner Hilfe gebildete Vitamin D der eigentliche Schutz-faktor. Dieses spannende Thema ist es wert, näher beleuchtet zu werden.

### 4.2.1 Vitamin-D-Bildung: „Photosynthese" der besonderen Art

„Was die Sonne nicht sieht, gedeiht schlecht", lautet eine alte, bereits von Kollath zitierte Bauernregel. Und eine zweite berichtet: „Kommt die Sonne nicht durch das

Fenster, so kommt der Tierarzt bald durch die Tür[231]."

Was passiert, wenn der menschliche Organismus zu wenig Sonnenlicht abbekommt, konnte man im 19. Jahrhundert in den Großstädten Westeuropas beobachten. In den dicht besiedelten, in Smog getauchten Industriemetropolen, entwickelten viele Kinder Rachitis, die klassische Vitamin-D-Mangelerkrankung. Symptomatisch hierfür sind Wachstumsstörungen mit Verformungen der Knochen. Der Kinderarzt Kurt Huld-schinsky (1883-1941) wies schließlich 1919 den Zusammenhang zwischen mangeln-der UV-Bestrahlung und der Vitamin-Mangelerkrankung nach. Ihm gelang es mittels künstlicher UV-Belichtung, an Rachitis erkrankte Kinder zu kurieren[232].

Heute ist die Beziehung zwischen Sonnenlicht und Vitamin-D-Stoffwechsel weitge-hend aufgeklärt. Ausreichend UV-B-Strahlung (Wellenlänge 290-315 nm) vorausge-setzt, ist der menschliche Organismus in der Lage, das lebenotwendige Vitamin D selbst zu bilden. Als Ausgangssubstrat dient 7-Dehydrocholesterol, das in der Haut photolytisch in Cholecalciferol (auch Vitamin $D_3$ genannt) überführt wird. Dieses ge-langt über das Blut in die Leber, wo die enzymatische Umwandlung in eine weitere Vitamin-D-Verbindung, nämlich das 25-Cholecalciferol (synonym: Calcidiol), statt-findet. Calcidiol wird schließlich von den Nierenzellen aufgenommen. Dort findet dann die Synthese des eigentlich biologisch aktiven 1,25-Dihydroxy-Cholecalciferols (Calcitriol; D-Hormon) statt[233] (Abb. 4-2).

Neben dem Sonnenlicht bildet die Nahrung eine weitere Vitamin-D-Quelle. Allerdings enthalten die meisten Nahrungsmittel nur geringe Mengen des Mikronährstoffs (Aus-nahme: Fette Fische; Tab. 4-1), so dass die Ernährung als Vitamin-D-Lieferant von

## Tabelle 4-1: Vitamin-D-Gehalt ausgewählter Lebensmittel[236]

| Lebensmittel | Vitamin D (µg/ 100 g) |
| --- | --- |
| Hering | 26,0 |
| Lachs | 16,3 |
| Sardinen | 10,8 |
| Steinpilze | 3,1 |
| Schmelzkäse (45 % Fett i. Tr.) | 3,1 |
| Champignons | 1,9 |
| Gouda (45 % Fett i. Tr.) | 1,3 |
| Butter | 1,2 |
| Sahne (30 % Fett) | 1,1 |
| Kalbsleber | 0,3 |

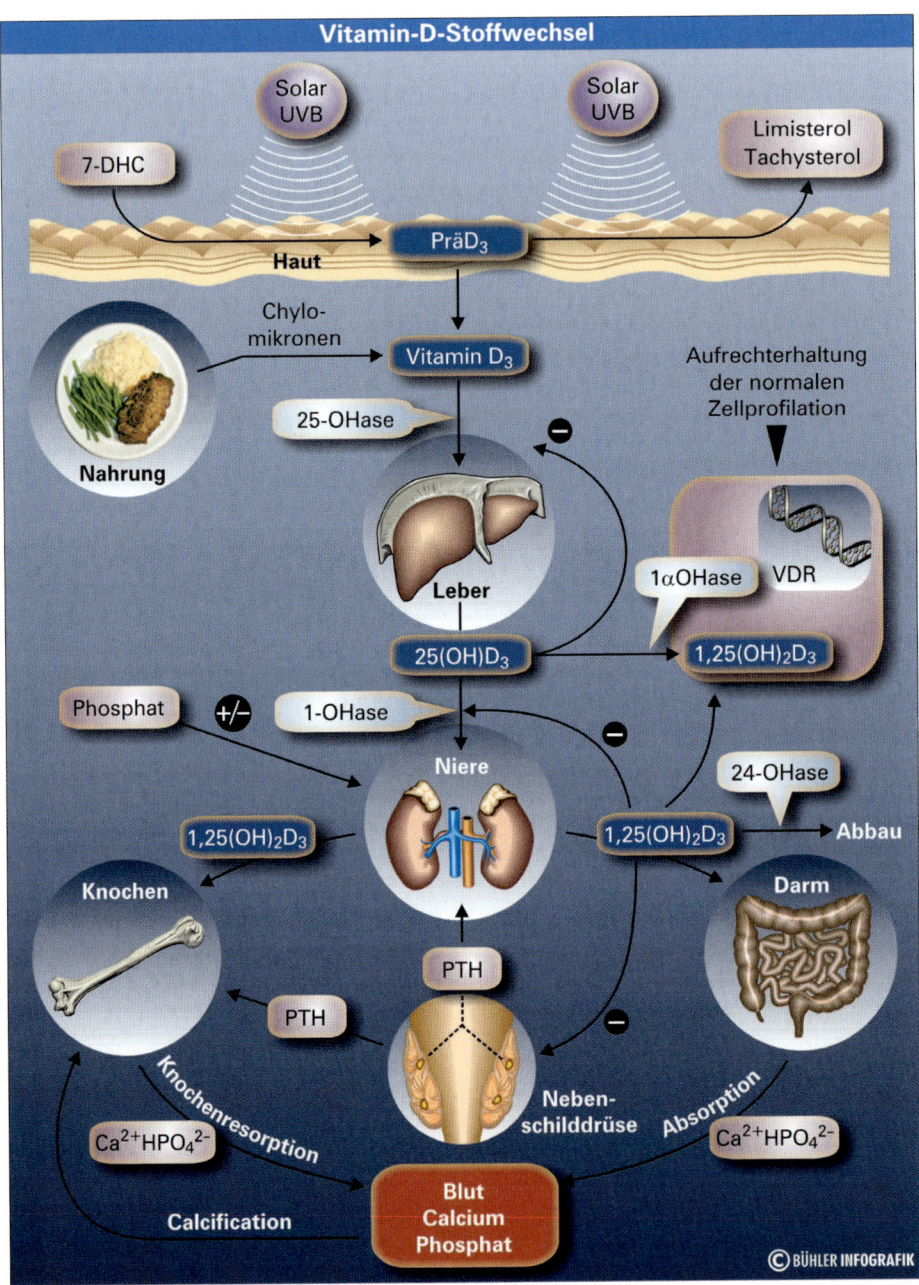

**Abb. 4-2: Übersicht zum Vitamin-D-Stoffwechsel**[234]

untergeordneter Bedeutung ist[235]. Dieser Aspekt wird später wieder aufgegriffen (siehe Kapitel 4.2.4).

## 4.2.2 Vitamin-D-Wirkungen: Darm, Niere, Knochen & Co

Dem traditionellen Verständnis zufolge ist das oben erwähnte Calcitriol die biologisch aktive Verbindung. Als Steroidhormon fungiert Calcitriol als Ligand von speziellen Vitamin-D-Rezeptoren, wobei bislang mehr als 30 Zielorgane identifiziert werden konnten, die solche Kernrezeptoren für Vitamin D ausbilden. Vitamin D steuert in diesen Zellen die Bildung von Proteinen, die an der Calcium- und Phosphathomöostase beteiligt sind[237]. Nach klassischem Verständnis bilden Darm, Knochen und Niere die primären Wirkorte von Vitamin D[238]:

**Darm.** Im Dünndarm fördert Calcitriol die Calciumaufnahme aus der Nahrung, indem es die Bildung mehrerer Transportproteine fördert. Hierzu zählen die in der Bürstensaummembran der Dünndarmzellen lokalisierten Calciumkanäle, welche die Aufnahme des Minerals aus dem Darmlumen einleiten. In den Dünndarmzellen bindet Calcium an ein spezifisches Transportprotein (Calbindin), das ebenfalls unter dem Einfluss von Calcitriol steht und für den Transport des Mineralstoffs durch die Dünndarmzelle verantwortlich ist. Ins Blut gelangt Calcium schließlich mit Hilfe spezieller Transportproteine, den sog. Calcium-ATPasen. Auch sie stehen unter der Kontrolle von Calcitriol. Außerdem wird die Phosphataufnahme aus dem Dünndarm unter dem Einfluss von Calcitriol erhöht. Verantwortlich dafür ist vermutlich die gesteigerte Synthese eines Natrium-Phosphat-Transportproteins.

**Nieren.** In den Nierentubuli stimuliert Calcitriol die Rückresorption von Calcium aus dem Primärharn. Zusammen mit seinem fördernden Effekt auf die Calciumaufnahme aus dem Darm verbessert Calcitriol so die Versorgung des Organismus mit dem Mineralstoff. Ebenfalls in den Nieren unterdrückt Calcitriol die Synthese eines Enzyms (1-Hydroxylase), das seine eigene Bildung katalysiert. Diese negative Rückkopplung gewährleistet, dass die Konzentration von Calcitriol in engen Grenzen gehalten wird (Abb. 4-2).

**Knochen.** Im Knochen beeinflusst Calcitriol sowohl dessen Mineralisation als auch die Mobilisierung von Calcium aus dem Skelett. Bei einem ausreichenden Calciumangebot und niedrigen Konzentrationen an Parathormon (PTH) überwiegt der erstgenannte Vorgang. Bei diesem von Osteoblasten vermittelten Prozess induziert Calcitriol die Bildung verschiedener an der Mineralisation beteiligter Proteine wie z. B. Osteocalcin und Osteopontin. Sinkt die Konzentration der Calciumionen im Plasma hingegen ab, dann aktiviert Calcitriol zusammen mit dem in der Nebenschilddrüse synthetisierten PTH die Auslagerung von Calcium aus dem Skelettsystem. Neben diesen Hauptwirkungen finden sich Einflüsse von Calcitriol auf die Nebenschilddrüse, wo es die Biosynthese von PTH unterdrückt (Abb. 4-2).

Diese Ausführungen zur Wirkung von Vitamin D spiegeln die übliche Darstellung wider, wie sie z. B. häufig noch in Lehrbüchern zu finden ist. Heute jedoch ist bekannt, dass diese klassische Sicht zwar nicht falsch, aber auch nicht ganz richtig, weil verkürzt ist.

Zu dieser Einsicht hat die Erkenntnis beigetragen, dass Calcidiol nicht nur von Nieren- sondern auch von vielen anderen Körperzellen (u. a. Immun-, Darm-, Brust- und Prostatazellen) aufgenommen und in Calcitriol überführt wird; ein Prozess, der für die Funktion dieser Zellen außerordentlich wichtig ist. So sind inzwischen mehr als 50 Gene identifiziert, die unter der Kontrolle von Calcitriol stehen. Darunter u. a. solche, die für die Regulation des Zellcyclus und die Immunfunktion von Bedeutung sind[239]. Entsprechend vielfältig sind die extraskelettalen Wirkungen von Vitamin D. So ist Calcitriol z. B.
- an der Insulinausschüttung aus der Bauchspeicheldrüse beteiligt[240];
- ein Regulator der Muskelkontraktion und damit der Muskelkraft[241];
- ein Immunmodulator, indem es u. a. die Differenzierung von Monocyten zu Makrophagen fördert und deren Phagozytoserate verstärkt sowie die Bildung bestimmter antimikrobieller Peptide (Cathelicidine) induziert[242];
- in Zellwachstum und Zelldifferenzierung eingebunden, indem es z. B. antiproliferativ und proapoptotisch wirkt[243].

Vitamin D ist damit ein wahrer Tausendsassa im gesamten Stoffwechsel!

### 4.2.3 Vitamin D und seine präventiven Gesichter

Vor dem Hintergrund der Tatsache, dass die meisten Körperzellen unter dem Einfluss von Calcitriol stehen, verwundert es nicht, dass der Gesundheitszustand des Menschen entscheidend von der Vitamin-D-Versorgung mitbestimmt wird. Tatsächlich mehren sich die Studienergebnisse aus der Epidemiologie, die Vitamin D als Schutzfaktor gegenüber verschiedenen Krankheiten, darunter Krebs-, Autoimmun- und Herz-Kreislauf-Erkrankungen, ausweisen[244].

So wurde in einer Metaanalyse, in welche die Daten von fünf Beobachtungsstudien eingegangen sind, für Personen mit sehr guter Vitamin-D-Versorgung (>85 nmol/l 25-OHD$_3$) ein 50% vermindertes Darmkrebsrisiko errechnet, verglichen mit schlecht versorgten Personen (<30 nmol/l OHD$_3$)[245]. Eine derartige Dosis-Wirkungs-Beziehung wurde auch für andere Tumorarten nachgewiesen[246]. Dabei zeigte sich: Pro Anstieg des Vitamin-D-Plasmaspiegels um 25 nmol/l reduziert sich das Risiko für alle Krebserkrankungen um 29-34%[247]

66

Der überzeugendste Beleg für die krebsschützende Wirkung von Vitamin D stammt indes aus einer placebo-kontrollierten Doppelblindstudie. Hier erhielten 1200 Frauen vier Jahre lang täglich entweder 1400 mg Calcium, die gleiche Menge Calcium plus 27,5 µg Vitamin D oder ein Placebopräparat. Ergebnis: Die Einnahme des Calcium-Vitamin-D-Kombipräparats reduzierte das Risiko für alle Krebsarten um 77%, während die alleinige Calciumgabe eine Reduktion des Erkrankungsrisikos um 41% bewirkte[248].

Auch typischerweise auf einem immunologischen Hintergrund beruhende Erkrankungen werden mit dem Vitamin-D-Status in Verbindung gebracht. So gibt es Hinweise, die besagen, dass eine unzureichende Vitamin-D-Versorgung das Risiko für Multiple Sklerose erhöht. Die Prävalenz der Multiplen Sklerose steigt global betrachtet mit sinkender UV-B-Strahlung. Ausnahmen bilden Regionen, in denen Menschen in Höhen oberhalb von 2000 m ü. N.N. leben, sowie Gruppen mit einer hohen Vitamin-D-Zufuhr über die Nahrung[249].

Beachtenswert ist ferner der Zusammenhang, der zwischen der Vitamin-D-Versorgung und dem Risiko für Infektionskrankheiten besteht. So belegt eine Auswertung des bekannten *National Health and Nutrition Examination Survey* (NHANES) in den USA: Je niedriger der Vitamin-D-Spiegel, desto höher das Risiko, an einer Atemwegsinfektion zu erkranken[250]. Besonders beeindruckend ist der Schutzeffekt von Vitamin D gegenüber Tuberkulose (TBC), wie eine Metaanalyse aller relevanten Beobachtungsstudien zu diesem Thema ergab. Ergebnis: Wer reichlich mit Vitamin D versorgt ist, verringert sein TBC-Risiko um 32%[251]. Zudem wird auch das Risiko, dass es nach der Infektion mit *Myobacterium tuberculosis* zum Ausbruch der Erkrankung kommt, von der Versorgung mit Vitamin D mitbestimmt. Und auch hier gilt: Je besser die Vitamin-D-Versorgung, desto stärker der Schutzeffekt[252].

Tatsächlich stellt Calcitriol einen wichtigen Immunmodulator dar. So induziert Calcitriol die Differenzierung von Monozyten zu Makrophagen, erhöht die Aktivität lysosomaler Enzyme in Makrophagen und verstärkt die Phagozytoserate. Darüber hinaus ist Calcitriol essenziell für die Synthese antimikrobiell wirksamer Peptide (Cathelicidine), mit deren Hilfe Makrophagen eingedrungene Bakterien bekämpfen[253].

Neben den hier beleuchteten Befunden existiert noch eine ganze Reihe weiterer Daten, die das präventive Potenzial von Vitamin D unterstreicht. Eine ausführliche Darstellung dieser sicherlich spannenden Zusammenhänge würde allerdings eine separate Schrift erfordern. Entsprechend können hier nur die wichtigsten Aspekte Erwähnung finden. Tabelle 4-2 fasst diese stichpunktartig zusammen.

**Tabelle 4-2: Mit einer unzureichenden Vitamin-D-Versorgung assoziierte Erkrankungen[254-262]**

| Erkrankung | Plausibilität | Evidenz |
|---|---|---|
| Osteopathien | • Calcitriol ist für die Mineralisierung des Knochens und die Calciumhomöostase essenziell<br>• Calcitriol hat Einfluss auf die neuromuskuläre Koordination | • In Beoachtungsstudien inverser Zusammenhang zwischen der Vitamin-D-Versorgung und der Knochendichte bei Kindern.<br>• In der Mehrzahl der Fall-Kontroll-Studien, nicht aber der Kohorten-studien, inverser Zusammenhang zwischen dem Vitamin-D-Status und dem Frakturrisiko bei postmenopausalen Frauen und älteren Männern.<br>• Metaanalysen von Interventions-studien zeigen eine signifikante Verminderung des Frakturrisikos durch Vitamin-D-Supplemente (>400 µg/Tag) in Kombination mit Calciumgabe. |
| Myopathie(Skelett- und Herzmuskel) | • Calcitrioldefizit beeinträchtigt den intrazellulären Calcium-metabolismus der Muskelzellen;<br>• verminderte Aktinomyosingehalte der Myofibrillen bei rachitischen Tieren | • Supplementierung normalisiert bei Patienten mit Myopathie die Muskelstärke.<br>• Verbesserung der Muskelfunktion bei Menschen mit niedrigem Ausgangsstatus ab 20 µg/Tag Vitamin-D-Gabe.<br>• Vitamin-D-Supplementierung ($\geq$ 700 µg/Tag) vermindert das Sturzrisiko bei Senioren.<br>• Stauungsinsuffizienz, verbunden mit Herzmuskelschwäche, ist negativ mit dem Vitamin-D-Status assoziiert. |
| Entzündliche und Autoimmunerkran-kungen wie Rheumatoide Arthritis (RA), chronisch entzünd-liche Darm-erkrankungen (CED) und Multiple Sklerose (MS) | • Calcitriol hemmt die mRNA-Synthese der von Makrophagen freigesetzten Cytokine (IL-1, IL-6, IL-12, TNF-a) und vermindert die antigen-präsentierende Aktivität von Makrophagen gegenüber Lymphozyten durch Reduzierung der Expression von MHC-II-Molekülen auf der Zelloberfläche.<br>• Calcitriol kann die IL-2-Sekretion von Th1-Zellen unterdrücken. | • Ein erniedrigter Vitamin-D-Status ist bei RA-Patienten verbreitet.<br>• In Interventionsstudien konnte durch Gabe von 2 µg, nicht jedoch von 1 µg 1$\alpha$-Vitamin-D/Tag die Schmerzsymptomatik reduziert werden.<br>• CED-Patienten weisen häufig erniedrigte 25(OH)D-Konzentra-tionen auf.<br>• Geographische Unterschiede im Auftreten der Erkrankung und |

| Erkrankung | Plausibilität | Evidenz |
|---|---|---|
| | | Ergebnisse aus Tiermodellen deuten auf einen Zusammenhang hin.<br>• Geographische Unterschiede beim Auftreten von MS legen auch hier einen Zusammenhang nahe.<br>• In Beobachtungsstudien inverser Zusammenhang zwischen der Vitamin-D-Versorgung und dem Risiko, an MS zu erkranken.<br>• Reduktion von Krankheitsschüben bei MS-Patienten durch Supplementierung. |
| Bluthochdruck | • Die Adenylatcyclase-Aktivität ist calcitriolabhängig. Eine verminderte Aktivität führt zur reduzierten Calcium-Wiederaufnahme ins sarkoplasmatische Retikulum und trägt so vermutlich zur intrazellulären Akkumulation freien Calciums bei. In der Folge können sich die vaskuläre Reaktivität und der Blutdruck erhöhen. | • Epidemiologische Studien belegen eine schwache inverse Assoziation des Vitamin-D-Status mit dem diastolischen Blutdruck.<br>• Einige klinische Studien zeigen bei Hypertonikern einen blutdrucksenkenden Effekt nach Gabe von $1\alpha$-Vitamin-D. |
| Kardiovaskuläre Erkrankungen | • Calcitriol unterdrückt die Sekretion von TNF-a und IL-6, Cytokinen, die das atherosklerotische Geschehen indirekt fördern. | • Beobachtungsstudien deuten auf eine inverse Beziehung zwischen den 25(OH)D-Konzentrationen im Serum und dem Auftreten von Myokardinfarkten hin.<br>• In Beobachtungsstudien inverser Zusammenhang zwischen der Vitamin-D-Versorgung und der Mortalität kardiovaskulärer Erkrankungen.<br>• Vitamin-D-Supplementierung senkt die Konzentration proinflammatorischer Cytokine. |
| Diabetes mellitus Typ 1 und Typ 2 | • Insulinsekretion ist calcitriolabhängig.<br>• Autoimmunprozesse spielen in der Pathogenese des Typ-1-Diabetes eine entscheidende Rolle, Vitamin D könnte aufgrund seiner immunmodulatorischen Wirkung Einfluss nehmen. | • Vitamin-D-Supplemente in der Kindheit scheinen das Risiko für Typ-1-Diabetes zu reduzieren.<br>• Beobachtungsstudien zeigen eine höhere Prävalenz des Diabetes mellitus Typ 2 bei dunkelhäutigen asiatischen Immigranten verglichen mit britischen Kaukasiern. |

| Erkrankung | Plausibilität | Evidenz |
|---|---|---|
| | | • In Beobachtungsstudien inverser Zusammenhang zwischen der Vitamin-D-Versorgung und dem Diabetes-Typ-2-Risiko.<br>• Bei älteren Menschen war die Glucosetoleranz im Tertil mit den niedrigsten 25(OH)D-Konzentrationen am geringsten. |
| Psoriasis | • Calcitriol führt in vitro zur Wachstumshemmung und verstärkten Ausreifung menschlicher Keratinozyten.<br>• Calcitriol wirkt antiproliferativ, fördert die Differenzierung und besitzt immunregulatorische Eigenschaften. | • Die topische Anwendung von Vitamin-D-Analoga ist ein etabliertes Therapiekonzept bei Psoriasis. |

## 4.2.4 Die Vitamin-D-Versorgung: Soll- *versus* Ist-Zustand

Aufgrund der Tatsache, dass Vitamin D bei verschiedenen Erkrankungen als potenzieller Schutzfaktor gilt, wird die Frage nach der wünschenswerten Zufuhr und Versorgung mit Vitamin-D gegenwärtig intensiv diskutiert.

Als Versorgungsparameter dient üblicherweise die Serumkonzentration des Vitamin-D-Metaboliten 25-Hydroxycholecalciferol (25-OH-D3). Während bislang eine Konzentration im Bereich von etwa 10-40 nmol/l 25-OH-D3 als Indikator einer adäquaten Versorgung angesehen wurde, mehren sich die Stimmen, die diesen Wert als zu niedrig ansehen. So scheint eine optimale Vitamin-D-Versorgung bei 75-110 nmol/l (30-44 ng/ml) 25-OH-D$_3$ gegeben zu sein[263] Bei dieser Vitamin-D-Konzentration ist mit den günstigsten Effekten im Hinblick auf die Knochengesundheit, das Darmkrebsrisiko und die Muskelfunktionen zu rechnen (Abb. 4-3). Dieser Richtwert kann für die Allgemeinbevölkerung als präventiver Plasmaspiegel angesehen werden und als Orientierung dienen.

Damit stellt sich die Frage, auf welchem Wege ein solch präventiver Plasmaspiegel zu erreichen ist. Wie bereits in Kapitel 4.2.1 erläutert, stellt die UV-B-abhängige, körpereigene Synthese die wichtigste Vitamin-D-Quelle beim Menschen dar. Dagegen tragen Vitamin-D-haltige Nahrungsmittel nur unwesentlich zur Vitamin-D-Versorgung bei. Der folgende Vergleich macht dies deutlich. Setzt eine hellhäutige, blonde Person ihre Hände, Arme und Gesicht in unseren Breiten während der Sommermonate am Vormittag für etwa zwölf Minuten der Sonne aus, so produziert sie rund 25 µg Vitamin

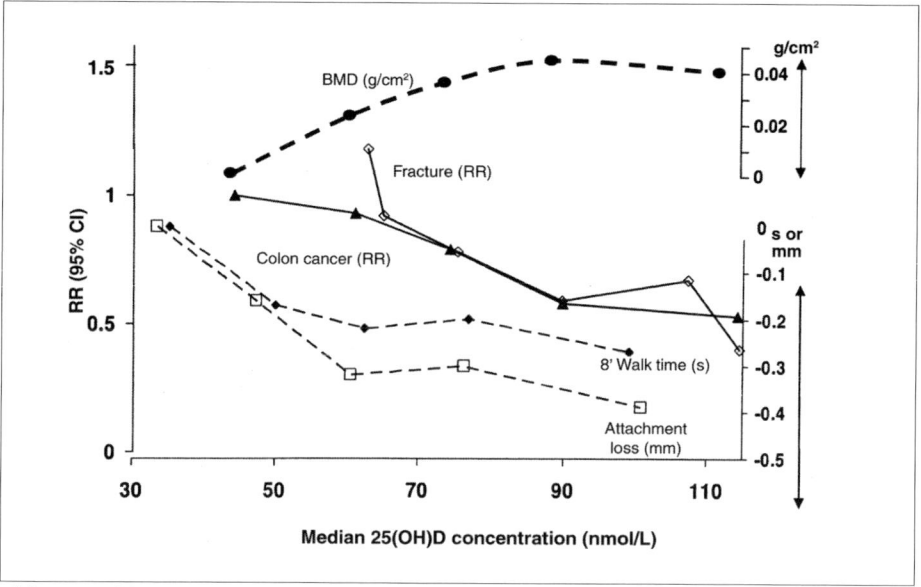

**Abb. 4-3: Ableitung eines präventiven Vitamin-D-Spiegels[264].**
**BMD: Bone Mineral Density; RR: Relatives Risiko**

D[265] – also die Menge, die in 100 g Heringen oder in 800 g Schmelzkäse (45% Fett i. Tr.) enthalten sind. Entsprechend kann es nicht verwundern, dass die UV-B-abhängige Synthese für 90% des im Blut enthaltenen Vitamin D verantwortlich ist, während maximal 10% aus der Nahrung stammen[266]. Allerdings ist das Sonnenlicht – speziell in unseren Breiten – eine vergleichsweise unsichere Vitamin-D-Quelle, u. a. aus folgenden Gründen[267]:

*Geographisch*. Deutschland liegt im Bereich des 47. bis 52. Breitengrades. Dort ist die für die Vitamin-D-Synthese notwendige UV-B-Strahlung zwischen Oktober und April sehr gering, so dass die Vitamin-D-Synthese in den Wintermonaten nicht sichergestellt ist.

*Lebensalter*. Im höheren Lebensalter ist die Fähigkeit der Haut zur Vitamin-D-Bildung deutlich reduziert. Hinzu kommt, dass speziell ältere hospitalisierte Personen nur in geringem Maße der Sonne ausgesetzt sind.

*Soziokulturell*. Der moderne Mensch verbringt den Großteil seiner (Arbeits-)Zeit in geschlossenen Räumen, so dass er nur spärlich dem Sonnenlicht ausgesetzt ist. Zudem reduzieren Sonnencremes in beträchtlichem Umfang die Vitamin-D-Bildung: Um 90% bei einem Produkt mit dem Lichtschutzfaktor von acht und um 100% bei einer Creme mit einem Lichtschutzfaktor von 15.

Vor diesem Hintergrund kann das Ergebnis einer repräsentativen Studie des Robert-Koch-Instituts in Berlin aus dem Jahr 2007 nicht verwundern. Danach waren im Sommerhalbjahr etwa 50% und im Winterhalbjahr sogar etwa 65% der 4000 untersuchten Frauen und Männern unzureichend mit Vitamin D versorgt[268]. Ähnliche Befunde liegen aus Studien in anderen Ländern vor. Schätzungen gehen davon aus, dass weltweit etwa eine Milliarde Menschen unzureichend mit Vitamin D versorgt sind, so dass der Vitamin-D-Mangel pandemische Ausmaße annimmt[269].

Da die Zufuhr von 1 µg Vitamin D/Tag aus der Nahrung die Blutwerte – in Abhängigkeit vom Ausgangsspiegel – nur um 0,6-2,0 nmol/l erhöht[270] , ist es ohne adäquate Sonnenexposition praktisch unmöglich, eine ausreichende Vitamin-D-Versorgung über die normale Ernährung sicherzustellen; insbesondere die aus heutiger Sicht wünschenswerten Serumwerte von >75 nmol/l können damit nicht erreicht werden. So zeigen neuere Studien, dass während der Winterzeit eine tägliche Cholecalciferolzufuhr von 20-40 µg notwendig ist, um bei der Mehrzahl der Erwachsenen einen präventiven Plasmaspiegel (>75 nmol/l) zu erreichen[271]. Auch für ältere Personen (>64 Jahre) ohne Sonnenbestrahlung ist eine ähnlich hohe Zufuhr (43 µg/Tag) erforderlich[272], um die wünschenswerten Plasmaspiegel zu erreichen.

In Übereinstimmung mit diesen Befunden wurde bereits in der Vergangenheit für Kinder und Erwachsene die Forderung erhoben, ohne adäquate Sonnenexposition täglich mindestens 17, besser aber 25 µg des Sonnenvitamins zuzuführen[273] – ein Wert, der weit über den Empfehlungen von Fachgesellschaften liegt. So lautet z. B. die Vitamin-D-Zufuhrempfehlung für Kinder und Erwachsene auch im 3. korrigierten Nachdruck der „Referenzwerte für die Nährstoffzufuhr" von 2008 nach wie vor 5 µg/Tag. Begründet wird diese konservative Empfehlung damit, dass die Empfehlungen „die Vermeidung von Mangelkrankheiten wie Rachitis und Osteomalazie zum Ziel" haben. Zudem gibt die DGE zu bedenken: „Die über die Verhütung der klassischen Mangelkrankheiten hinausgehenden diskutierten präventiven Wirkungen von Vitamin D erfordern für die Festlegung neuer Empfehlungen noch weitere Studien[274]." Auch hier gilt offensichtlich das altbekannte Motto: *Further studies are needed ...*

Manchen Fachgesellschaften allerdings reichen die vorliegenden Befunde zum Schutzeffekt von Vitamin D längst aus, um entsprechende Empfehlungen auszusprechen. So vertritt z. B. die *Osteoporosis Society of Canada* die Meinung, dass Erwachsene zumindest 20 µg/Tag Vitamin D zur Prophylaxe zuführen sollten[275]. Und auch die *American Academy of Pediatrics* (AAP) hat ihre Konsequenzen aus den experimentellen und epidemiologischen Befunden rund um das Thema „Vitamin D" gezogen. Und so lautet also die Vitamin-D-Zufuhrempfehlung dieser altehrwürdigen Organisation für Säuglinge, Kinder und Jugendliche: 10 µg/Tag - das Doppelte der bisherigen Empfehlung[276].

Angesichts dessen stellt sich die Frage: Wann wird die DGE ebenfalls ein Mehr an Vitamin D empfehlen?

In den kommenden Jahren wird uns jedenfalls noch so manch interessanter Befund rund um das Thema „Vitamin D und Gesundheit" überraschen. Dann wird es sich auch zeigen, ob das Sonnenvitamin wirklich jenes Elixier darstellt, aus dem die Hundertjährigen schöpfen (können). Entsprechend darf auch an dieser Stelle an die Einsicht von Kollath erinnert werden, dass „auch heute noch [...] kein Abschluss der Erkenntnisse abzusehen ist...[277]."

# 5  Rückblick

„Der Tod einer Wissenschaft", so der Geschichtsphilosoph Oswald Spengler (1880-1936) „besteht darin, dass sie niemandem mehr Ereignis wird". Dieser apodiktischen These folgend, muss die Vitalitätsdiagnose für die noch junge Disziplin der Ernährungswissenschaft augenscheinlich überaus erfreulich ausfallen. Denn noch nie waren Ernährungsthemen so *en vogue* wie gegenwärtig, erkennbar etwa an der stetig wachsenen Zahl an wissenschaftlichen Studien und Publikationen rund um das Thema „Ernährung"[278]. Es rauscht gewaltig im Blätterwald der Ernährungs-Fachzeitschriften.

Doch die Winde der Ernährungsmoderne sind unstet. Sie wehen beständig eine Flut an neuen, oft verwirrenden Informationen heran. So ist in der Ernährungsmoderne zwischenzeitlich ein Zustand eingetreten, den Erwin Chargaff einmal mit Blick auf die Naturwissenschaften gewandt, als „eine wahrhaft babylonische Verwirrung des Geistes und der Sprache[279]" beschrieben hat; als einen „Kreis ohne Mittelpunkt[280]".

In diese Situation hinein wurde dieses Buch konzipiert. Dessen Ziel sollte es sein zu prüfen, inwieweit das Werk Kollaths einen solchen Mittelpunkt bereithält und also Aktualität besitzt, *indem* es zeitgemäße Fragen zur Ernährung und Ernährungsforschung stellt und mitunter auch beantwortet.

Vor dem Hintergrund der jüngsten Debatten um die „richtige Ernährung" galt es dabei konkret zu fragen, inwieweit das Werk Kollaths als zeitgemäße Ernährungs-Orientierung dienen kann. Die Kollathsche Ernährungslehre – ein tradierter und bewährter Wegweiser zum Mittelpunkt des Kreises einer orientierungslosen Ernährungsmoderne? Bezüglich dieser Frage lassen sich rückblickend folgende Einsichten festhalten:

1. Die *diagnostische Einsicht* Kollaths, wonach die Vielzahl der sich oft widersprechenden Ernährungsempfehlungen auf das einseitige Nährstoffdenken zurückzuführen ist[281], kann vor dem Hintergrund der augenblicklichen Ernährungs-Diskussionen nur Zustimmung erfahren. Tatsächlich scheint die Ernährungsmoderne gefangen zu sein in einer „Präzision des Nebensächlichen", welche „das Fehlen des Wesentlichen verhüllt[282]".

Entsprechend ist auch der Kollathschen *Forderung*, wonach „die Lehre von der Ernährung auf eine allgemeinere und einfachere Basis zu stellen[283]" ist, nur zuzustimmen. Seine „einfache Lehre", die Lebensmittel und nicht Nährstoffe in den Mittelpunkt stellt, kann als wegweisend gelten.

2. Die **Kritik** Kollaths an den einseitigen, auf der Basis des Mangeldenkens beruhen-

den Ernährungsempfehlungen seiner Zeit, erscheinen heute, im Zeitalter der Prävention, von ungebrochener Aktualität zu sein.

3. Die an präventiven Zielsetzungen ausgerichteten **Ernährungsempfehlungen**, die von Kollath im Rahmen seiner „idealen Vollwertkost" propagiert wurden, weisen erstaunliche Parallelen zu jener Lebensmittelauswahl auf, die sich in Beobachtungs- und Interventionsstudien als gesundheitlich vorteilhaft erwiesen haben. Entsprechend stellen moderne Ernährungsempfehlungen wie etwa die der *American Heart Association* (AHA)[284], die des *World Cancer Research Fund* (WCRF)[285] oder die der Harvard School of Public Health um Walter Willet[286] im Grunde nichts weiter dar als Fußnoten zum praktischen Teil des Werks von Kollath.

Wie dieser Rückblick also belegt, hat Kollath in seinen ernährungswissenschaftlichen Veröffentlichungen vieles von dem vorweggenommen, was heute wissenschaftliches Allgemeingut ist. Kollath mag in manchen Aspekten falsch gelegen haben. Aber dort, wo es drauf ankam, hat er Recht behalten!

# Literaturverzeichnis

1 Ströhle A, Döring F. Zur Molekularisierung der Ernährungsforschung oder was heißt und zu welchem Ende treibt man Ernährungswissenschaft? Teil 1: Der wissenschaftliche Status quo der Ernährungswissenschaft. Ernähr-Umschau. 2009; 56:202-7; Ströhle A, Döring F. Die Ernährungsforschung im Zeitalter der Molekularisierung oder: Was heißt und zu welchem Ende treibt man Ernährungswissenschaft? Schriftenreihe des Instituts für Humanernährung und Lebensmittelkunde der Christian-Albrechts-Universität zu Kiel, Band 51. Der Andere Verlag, Tönning/Lübeck/Marburg 2009; Hahn A, Ströhle A, Wolters M. Ernährung. Physiologische Grundlagen, Prävention, Therapie. 2. Auflage, Wissenschaftliche Verlagsgesellschaft, Stuttgart 2006

2 Kollath W. Die Ordnung unserer Nahrung. 17., unveränderte Auflage, Haug, Heidelberg 2005

3 Leitzmann C. Vorwort zu 17. Auflage. In: Kollath W. Die Ordnung unserer Nahrung. 17., unveränderte Auflage, Haug, Heidelberg 2005, S. XV-XVI

4 Watzl B, Leitzmann C. Eine Kommentierung der ernährungswissenschaftlichen Arbeiten von Werner Kollath. In: Kollath W. Die Ordnung unserer Nahrung. 17., unveränderte Auflage, Haug, Heidelberg 2005, S. 289-99; Spiekermann U. Der Naturwissenschaftler als Kulturwissenschaftler. Das Beispiel Werner Kollaths. In: Neumann G, Wierlacher A, Wild R (Hrsg.): Essen und Lebensqualität. Natur- und Kulturwissenschaften im Gespräch, Campus, Frankfurt a.M./New York 2001, S. 247-74

5 Fletcher S, Sackett DL. Canadian Task Force on the periodic health examination: The periodic health examination. CMAJ. 1979; 121:1193-254

6 Groeneveld M. Brauchen wir eine neue Ernährungspyramide? Ernähr-Umschau. 2004; 51:308-12; Hu FB, Willett WC. Optimal diets for prevention of coronary heart disease. JAMA. 2002; 288:2569-78; Krauss RM, Eckel RH, Howard B, Appel LJ, Daniels SR, Deckelbaum RJ, Erdman JW Jr, Kris-Etherton P, Goldberg IJ, Kotchen TA, Lichtenstein AH, Mitch WE, Mullis R, Robinson K, Wylie-Rosett J, St Jeor S, Suttie J, Tribble DL, Bazzarre TL. AHA Dietary Guidelines: revision 2000: A statement for healthcare professionals from the Nutrition Committee of the American Heart Association. Stroke. 2000; 31:2751-66; Willett WC, Stampfer MJ. Rebuilding the food pyramid. Sci Am. 2003; 288):64-71; Willett WC. Dietary fat plays a major role in obesity: no. Obes Rev. 2002 3:59-68; Willett WC. Eat, Drink, And Be Healthy. The Harvard Medical School Guide to Healthy Eating. Simon & Schuster Source, New York 2001; Chahoud G, Aude YW, Mehta JL. Dietary recommendations in the prevention and treatment of coronary heart disease: do we have the ideal diet yet? Am J Cardiol. 2004; 94:1260-7; O'Keefe JH, Gheewala NM, O'Keefe JO. Dietary strategies for improving post-prandial glucose, lipids, inflammation, and cardiovascular health. J Am Coll Cardiol. 2008; 51:249-55; O'Keefe JH Jr, Cordain L. Cardiovascular disease resulting from a diet and lifestyle at odds with our Paleolithic genome: how to become a 21st-century hunter-gatherer. Mayo Clin Proc. 2004; 79:101-8; Mitka M. Government unveils new food pyramid: critics say nutrition tool is flawed. JAMA. 2005; 293:2581-2; Goldberg JP, Belury MA, Elam P, Finn SC, Hayes D, Lyle R, St Jeor S, Warren M, Hellwig JP. The obesity crisis: don't blame it on the pyramid. J Am Diet Assoc. 2004; 104:1141-7

7 Wandmaker H. Rohkost statt Feuerkost: Wahre Gesundheit durch natürliche Nahrung. Wilhelm Goldmann Verlag, München 1996; Debra P, Kremer P, Linden D. Argumente für vegane Roh-

kost: oder: Vernünftige Gründe einer fleischfreien Kost. Books on Demand, Berlin 2004.

8  Kugler HG (Hrsg.). Vegetarisch essen - Fleisch vergessen. Aerztlicher Ratgeber fuer Vegetarier und Veganer. DAS WORT, Marktheidenfeld 2007; Sabaté J (ed) Vegetarian Nutrition. CRC Press, Boca Raton London/New York/Washington DC 2001

9  Atkins RC. Dr. Atkins' New Diet Revolution. Harper Collins, New York 2002

10  Ornish D. Was Dr. Atkins right? J Am Diet Assoc. 2004; 104:537-42; Dewell A, Weidner G, Sumner MD, Chi CS, Ornish D. A very-low-fat vegan diet increases intake of protective dietary factors and decreases intake of pathogenic dietary factors. J Am Diet Assoc. 2008; 108:347-56; Dunn-Emke S, Weidner G, Ornish D. Benefits of a low-fat plant-based diet. Obes Res. 2001; 9:731; Ornish D. Very-low fat diets. Circulation. 1999; 100:1013-5

11  Miller G, Prakash A, Decker E. Whole-grain micronutrients. In: Marquart L, Slavin JL, Fulcher RG (eds): Whole-grain foods in health and disease. Eagan Press, St. Paul 2002, pp 243-58

12  Lutz W. Leben ohne Brot. Informed, Gräfelfing 1998

13  Leitzmann C. Ernährungspyramiden unter der Lupe. UGB-Forum. 2004; 21:140-3

14  Nicht ohne Ironie: Ströhle A, Hahn A. Unwissenschaftliche Nachschrift oder die endlose und dabei doch beendbare Ernährungsdebatte. Ernähr-Umschau 2005; 52:180-6

15  Deutsche Gesellschaft für Ernährung (DGE), Österreichische Gesellschaft für Ernährung (ÖGE), Schweizerische Gesellschaft für Ernährung (SGE), Schweizerische Vereinigung für Ernährung (SVE). Referenzwerte für die Nährstoffzufuhr. Umschau/Braus, Frankfurt am Main 2000

16  Spaaij CJ, Pijls LT. New dietary reference intakes in the Netherlands for energy, proteins, fats and digestible carbohydrates. Eur J Clin Nutr. 2004; 58:191-4

17  Hauner H. Klinischer Fortschritt „Ernährungstherapie". Dtsch Med Wochenschr. 2006; 131:1456-8

18  Pavlovic M, Prentice A, Thorsdottir I, Wolfram G, Branca F. Challenges in harmonizing energy and nutrient recommendations in Europe. Ann Nutr Metab. 2007; 51:108-14

19  Deutsche Gesellschaft für Ernährung (DGE), Österreichische Gesellschaft für Ernährung (ÖGE), Schweizerische Gesellschaft für Ernährung (SGE), Schweizerische Vereinigung für Ernährung (SVE): Referenzwerte für die Nährstoffzufuhr. 1. Auflage, 3. vollständig durchgesehener und korrigierter Nachdruck, Umschau/Braus, Frankfurt am Main 2000, S. 59

20  Willett WC. The dietary pyramid: does the foundation need repair? Am J Clin Nutr. 1998; 68:218-9

21  Willett WC, Leibel RL. Dietary fat is not a major determinant of body fat. Am J Med. 2002; 113 Suppl 9B:47S-59S; Willett WC. Is dietary fat a major determinant of body fat? Am J Clin Nutr. 1998; 67(3 Suppl):556S-562S; Willett WC. Dietary fat plays a major role in obesity: no. Obes Rev. 2002; 3:59-68; Lichtenstein AH. Dietary fat and cardiovascular disease risk: quantity or quality? J Womens Health (Larchmt). 2003; 12:109-14; Worm N. Macht Fett fett und fettarm schlank? Dtsch Med Wochenschr. 2002; 127:2743-7

22  Deutsche Gesellschaft für Ernährung. Evidenzbasierte Leitlinie. Fettkonsum und Prävention ausgewählter ernährungsmitbedingter Krankheiten. Bonn, November 2006. www.dge.de/leitlinie.

Zugriff am 20.12.2008

23  Schulze MB, Hu FB. Primary prevention of diabetes: what can be done and how much can be prevented? Annu Rev Public Health. 2005; 26:445-67

24  Ströhle A, Wolters M, Hahn A. Ernährung und Tumorerkrankungen des Kolons und Rektums – was ist wissenschaftlich gesichert? Med Monats Pharm. 2007; 30:25-32; Ströhle A, Wolters M, Hahn A: Ernährungsfaktoren, Gen-Nährstoff-Interaktion und kolorektales Karzinom – eine aktuelle Übersicht. Dtsch Z Onkol. 2006; 38:156-65

25  Oberritter H. Prinzipien vollwertiger Ernährung. In: Schauder P, Ollenschläger G (Hrsg.): Ernährungsmedizin. Prävention und Therapie. 3. Auflage, Urban & Fischer, München/Jena 2006, S. 201-20

26  Boeing H. Tumorentstehung – hemmende und fördernde Ernährungsfaktoren. In: Deutsche Gesellschaft für Ernährung (Hrsg.): Ernährungsbericht 2004. Bonn 2004, S. 235-82

27  Young GP, Hu Y, Le Leu RK, Nyskohus L. Dietary fibre and colorectal cancer: a model for environment—gene interactions. Mol Nutr Food Res. 2005; 49:571-84

28  Key TJ, Schatzkin A, Willett WC, Allen NE, Spencer EA, Travis RC. Diet, nutrition and the prevention of cancer. Public Health Nutr. 2004; 7:187-200

29  Park Y, Hunter DJ, Spiegelman D, Bergkvist L, Berrino F, van den Brandt PA, Buring JE, Colditz GA, Freudenheim JL, Fuchs CS, Giovannucci E, Goldbohm RA, Graham S, Harnack L, Hartman AM, Jacobs DR Jr, Kato I, Krogh V, Leitzmann MF, McCullough ML, Miller AB, Pietinen P, Rohan TE, Schatzkin A, Willett WC, Wolk A, Zeleniuch-Jacquotte A, Zhang SM, Smith-Warner SA. Dietary fiber intake and risk of colorectal cancer: a pooled analysis of prospective cohort studies. JAMA. 2005; 294:2849-57

30  World Cancer Research Fund (WCRF). Food, Nutrition, Physical Activity and the Prevention of Cancer: a Global Perspective. American Institute for Cancer Research, Washington DC 2008

31  Lichtenstein AH, Appel LJ, Brands M, Carnethon M, Daniels S, Franch HA, Franklin B, Kris-Etherton P, Harris WS, Howard B, Karanja N, Lefevre M, Rudel L, Sacks F, Van Horn L, Winston M, Wylie-Rosett J. Summary of American Heart Association Diet and Lifestyle Recommendations revision 2006. Arterioscler Thromb Vasc Biol. 2006; 26:2186-91

32  Song Wo, Kerber JM. Nutritional contribution of eggs to American diets. J Am Coll Nutr. 2000; 19:556S-462S; Krauss RM, Eckel RH, Howard B, Appel LJ, Daniels SR, Deckelbaum RJ, Erdman JW Jr, Kris-Etherton P, Goldberg IJ, Kotchen TA, Lichtenstein AH, Mitch WE, Mullis R, Robinson K, Wylie-Rosett J, St Jeor S, Suttie J, Tribble DL, Bazzarre TL. AHA Dietary Guidelines: revision 2000: a statement for healthcare professionals from the Nutrition Committee of the American Heart Association. Circulation. 2000; 102:2284-99; Fernandez ML. Dietary cholesterol provided by eggs and plasma lipoproteins in healthy populations. Curr Opin Clin Nutr Metab Care. 2006; 9:8-12

33  Volk MG. An examination of the evidence supporting the association of dietary cholesterol and saturated fats with serum cholesterol and development of coronary heart disease. Altern Med Rev. 2007; 12:228-45; McNamara J. Dietary cholesterol and atherosclerosis. Biochim Biophys Acta. 2000; 1529:310-20

34  Weggemans RM, Zock PL, Katan MB. Dietary cholesterol from eggs increases the ratio of total cholesterol to high-density lipoprotein cholesterol in humans: a meta-analysis. Am J Clin

Nutr. 2001; 73:885-91

35 Clarke R, Frost C, Collins R, Appleby P, Peto R. Dietary lipids and blood cholesterol: quantitative meta-analysis of metabolic ward studies. BMJ. 1997; 314:112-7

36 Hu FB, Stampfer MJ, Rimm EB, Manson JE, Ascherio A, Colditz GA, Rosner BA, Spiegelman D, Speizer FE, Sacks FM, Hennekens CH, Willett WC. A prospective study of egg consumption and risk of cardiovascular disease in men and women. JAMA. 1999; 281:1387-94

37 Heden B. Einfach Essen. DIE ZEIT, 09.11.2006 Nr. 46, 2006

38 Chargaff E. Das Feuer des Heraklit. Skizzen aus einem Leben vor der Natur. DTV, München 1981

39 Kollath W. Die Ordnung unserer Nahrung. 17., unveränderte Auflage, Haug, Heidelberg 2005, S. XIX

40 a.a.O., S. 62

41 Chargaff E, Das Feuer des Heraklit. Skizzen von einem Leben vor der Natur. Deutscher Taschenbuch Verlag, Stuttgart 1995, S. 183

42 a.a.O. S. 184

43 Kollath W. Die Ordnung unserer Nahrung. 17., unveränderte Auflage, Haug, Heidelberg 2005, S. 7

44 Deutsche Gesellschaft für Ernährung (DGE), Österreichische Gesellschaft für Ernährung (ÖGE), Schweizerische Gesellschaft für Ernährung (SGE), Schweizerische Vereinigung für Ernährung (SVE): Referenzwerte für die Nährstoffzufuhr. 1. Auflage, 3. vollständig durchgesehener und korrigierter Nachdruck, Umschau/Braus, Frankfurt am Main 2000, S. 3

45 Hahn A, Ströhle A, Wolters M. Ernährung. Physiologische Grundlagen, Prävention, Therapie. 2. Auflage, Wissenschaftliche Buchgesellschaft, Stuttgart 2006, S. 274ff

46 Hahn A, Ströhle A, Wolters M. Qualifizierte Ernährungsberatung in der Apotheke. Teil 1: Von den Grundlagen zur Anwendung. Dtsch Apotkek Z. 2004; 144:5111-26

47 Ströhle A, Hahn A. Vitamin C und Immunfunktion – eine Übersicht zum aktuellen Kenntnisstand. Med Monats Pharm. 2009; 32:49-54

48 Kollath W. Die Ordnung unserer Nahrung. 17., unveränderte Auflage, Haug, Heidelberg 2005, S. 68

49 Die Ordnung unserer Nahrung. 17., unveränderte Auflage, Haug, Heidelberg 2005, S. 252

50 Kollath W. Die Ordnung unserer Nahrung. 17., unveränderte Auflage, Haug, Heidelberg 2005, S. XIX

51 Kollath W. Die Ordnung unserer Nahrung. 17., unveränderte Auflage, Haug, Heidelberg 2005, S. 19

52 Kollath W. Die Ordnung unserer Nahrung. 17., unveränderte Auflage, Haug, Heidelberg 2005, S. 259

53 Deutsche Gesellschaft für Ernährung (DGE), Österreichische Gesellschaft für Ernährung (ÖGE), Schweizerische Gesellschaft für Ernährung (SGE), Schweizerische Vereinigung für Ernährung (SVE): Referenzwerte für die Nährstoffzufuhr. 1. Auflage, 3. vollständig durchgesehe-

ner und korrigierter Nachdruck, Umschau/Braus, Frankfurt am Main 2000, S. 6

54  Kollath W. Die Ordnung unserer Nahrung. 17., unveränderte Auflage, Haug, Heidelberg 2005, S. 29

55  Kollath W. Die Ordnung unserer Nahrung. 17., unveränderte Auflage, Haug, Heidelberg 2005, S. 55

56  Watzl B, Leitzmann C. Eine Kommentierung der ernährungswissenschaftlichen Arbeiten von Werner Kollath. In: Kollath W. Die Ordnung unserer Nahrung. 17., unveränderte Auflage. Haug, Heidelberg 2005, S. 299

57  Kollath W. Die Ordnung unserer Nahrung. 17., unveränderte Auflage, Haug, Heidelberg 2005, XiX. Dort heißt es: Selbstverständlich dürfen die einfachen Lehren nicht mit wissenschaftlichen Tatsachen in Widerspruch stehen […]."

58  WHO/FAO. Diet, Nutrition and the Prevention of Chronic Diseases. Report of a Joint WHO/FAO Expert Consultation. Technical Report Series No. 916, Geneva 2003; Margetts B, Warm D, Yngve A, Sjostrom M. Developing an evidence-based approach to Public Health Nutrition: translating evidence into policy. Public Health Nutr 2001; 4:1393-7; Stehle P, Oberritter H, Büning-Fesel M, Heseker H. Grafische Umsetzung von Ernährungsrichtlinien – traditionelle und neue Ansätze. Ernähr-Umschau. 2005; 52:128-35

59  Franz MJ, Boucher JL, Green-Pastors J, Powers MA. Evidence-based nutrition practice guidelines for diabetes and scope and standards of practice. J Am Diet Assoc. 2008; 108(4 Suppl 1):S52-8; Blumberg-Kason S, Lipscomb R. Evidence-based nutrition practice guidelines: A valuable resource in the evidence analysis library. J Am Diet Assoc. 2006; 106:1935-6; American Diabetes Association. Evidence-based nutrition principles and recommendations for the treatment and prevention of diabetes. Nutr Clin Care. 2003; 6:115-9; Thomas DE, Kukuruzovic R, Martino B, Chauhan SS, Elliott EJ. Knowledge and use of evidence-based nutrition: a survey of paediatric dietitians. J Hum Nutr Diet. 2003; 16:315-22

60  Kollath W. Die Ordnung unserer Nahrung. 17., unveränderte Auflage, Haug, Heidelberg 2005, S. 79

61  Kollath W. Die Ordnung unserer Nahrung. 17., unveränderte Auflage, Haug, Heidelberg 2005, S. 99

62  Die folgenden Ausführungen gehen zurück auf: Ströhle A, Wolters M, Hahn A. Ernährung und Tumorerkrankungen des Kolons und Rektums – was ist wissenschaftlich gesichert? Med Monats Pharm. 2007; 30:25-32; Ströhle A, Wolters M, Waldmann A, Hahn A. Vegetarische Ernährung – präventives Potenzial und mögliche Risiken. Teil 1: Pflanzliche Lebensmittel. Wien Klin Wschr. 2006; 118:580-93; Ströhle A, Wolters M, Waldmann A, Hahn A. Vegetarische Ernährung – präventives Potenzial und mögliche Risiken. Teil 2: Lebensmittel tierischer Herkunft. Wien Klin Wschr. 2006; 118:728-37; Ströhle A, Wolters M, Hahn A: Ernährungsfaktoren, Gen-Nährstoff-Interaktion und kolorektales Karzinom – eine aktuelle Übersicht. Dtsch Z Onkol. 2006; 38:156-65

63  Die Ausführungen gehen zurück auf: Ströhle A, Wolters M, Waldmann A, Hahn A. Vegetarische Ernährung – präventives Potenzial und mögliche Risiken. Teil 1: Pflanzliche Lebensmittel. Wien Klin Wschr. 2006; 118:580-93; Ströhle A, Wolters M, Waldmann A, Hahn A. Vegetarische Ernährung – präventives Potenzial und mögliche Risiken. Teil 2: Lebensmittel tierischer Herkunft. Wien Klin Wschr. 2006; 118:728-37

64  Lunet N, Lacerda-Vieira A, Barros H. Fruit and vegetables consumption and gastric cancer: a systematic review and meta-analysis of cohort studies. Nutr Cancer. 2005; 53:1-10

65  Stellungnahme der Deutschen Gesellschaft für Ernährung e.V. Obst und Gemüse in der Prävention chronischer Krankheiten. September 2007. www.dge.de/pdf/ws/Stellungnahme-OuG-Praevention-chronischer-Krankheiten-2007-09-29.pdf. URL am 15.12.2008

66  Lin J, Zhang SM, Cook NR, Rexrode KM, Liu S, Manson JE, Lee IM, Buring JE. Dietary intakes of fruit, vegetables, and fiber, and risk of colorectal cancer in a prospective cohort of women (United States). Cancer Causes Control. 2005; 16:225-33; Sato Y, Tsubono Y, Nakaya N, Ogawa K, Kurashima K, Kuriyama S, Hozawa A, Nishino Y, Shibuya D, Tsuji I. Fruit and vegetable consumption and risk of colorectal cancer in Japan: The Miyagi Cohort Study. Public Health Nutr. 2005; 8:309-14

67  IARC Handbooks of Cancer Prevention. Vol. 8. Fruit and vegetables. IARC Press, Lyon 2003

68  Boeing H. Tumorentstehung – hemmende und fördernde Ernährungsfaktoren. In: Deutsche Gesellschaft für Ernährung (Hrsg.): Ernährungsbericht 2004. Bonn 2004, S. 235-82; IARC Handbooks of Cancer Prevention. Vol. 8. Fruit and vegetables. IARC Press, Lyon 2003

69  Koushik A, Hunter DJ, Spiegelman D, Anderson KE, Arslan AA, Beeson WL, van den Brandt PA, Buring JE, Cerhan JR, Colditz GA, Fraser GE, Freudenheim JL, Genkinger JM, Goldbohm RA, Hankinson SE, Koenig KL, Larsson SC, Leitzmann M, McCullough ML, Miller AB, Patel A, Rohan TE, Schatzkin A, Smit E, Willett WC, Wolk A, Zhang SM, Smith-Warner SA. Fruits and vegetables and ovarian cancer risk in a pooled analysis of 12 cohort studies. Cancer Epidemiol Biomarkers Prev. 2005; 14:2160-7

70  Schulz M, Lahmann PH, Boeing H, Hoffmann K, Allen N, Key TJ, Bingham S, Wirfält E, Berglund G, Lundin E, Hallmans G, Lukanova A, Martínez Garcia C, González CA, Tormo MJ, Quirós JR, Ardanaz E, Larrañaga N, Lund E, Gram IT, Skeie G, Peeters PH, van Gils CH, Bueno-de-Mesquita HB, Büchner FL, Pasanisi P, Galasso R, Palli D, Tumino R, Vineis P, Trichopoulou A, Kalapothaki V, Trichopoulos D, Chang-Claude J, Linseisen J, Boutron-Ruault MC, Touillaud M, Clavel-Chapelon F, Olsen A, Tjønneland A, Overvad K, Tetsche M, Jenab M, Norat T, Kaaks R, Riboli E. Fruit and vegetable consumption and risk of epithelial ovarian cancer: the European Prospective Investigation into Cancer and Nutrition. Cancer Epidemiol Biomarkers Prev. 2005; 14:2531-5

71  Mommers M, Schouten LJ, Goldbohm RA, van den Brandt PA. Consumption of vegetables and fruits and risk of ovarian carcinoma. Cancer. 2005; 104:1512-9

72  Link LB, Potter JD. Raw versus cooked vegetables and cancer risk. Cancer Epidemiol Biomarkers Prev. 2004; 13:1422-35.

73  Ströhle A, Wolters M, Hahn A. Ernährung und Tumorerkrankungen des Kolons und Rektums – was ist wissenschaftlich gesichert? Med Monats Pharm. 2007; 30:25-32

74  Ness AR, Powles JW. Fruit and vegetables, and cardiovascular disease: a review. Int J Epidemiol. 1997; 26:1-13

75  Knekt P, Reunanen A, Jarvinen R, Seppanen R, Heliovaara M, Aromaa A. Antioxidant vitamin intake and coronary mortality in a longitudinal population study. Am J Epidemiol. 1994; 139:1180-9

81

76  Liu S, Manson JE, Lee IM, Cole SR, Hennekens CH, Willett WC, Buring JE. Fruit and vegetable intake and risk of cardiovascular disease: the Women's Health Study. Am J Clin Nutr. 2000; 72: 922-8

77  Joshipura KJ, Hu FB, Manson JE, Stampfer MJ, Rimm EB, Speizer FE, Colditz G, Ascherio A, Rosner B, Spiegelman D, Willett WC.The effect of fruit and vegetable intake on risk for coronary heart disease. Ann Intern Med. 2001; 134:1106-14

78  Jang Y, Lee JH, Kim OY, Park HY, Lee SY. Consumption of whole grain and legume powder reduces insulin demand, lipid peroxidation, and plasma homocysteine concentrations in patients with coronary artery disease: randomized controlled clinical trial. Arterioscler Thromb Vasc Biol. 2001; 12:2065-71; John JH, Ziebland S, Yudkin P, Roe LS, Neil HA. Oxford Fruit and Vegetable Study Group. Effects of fruit and vegetable consumption on plasma antioxidant concentrations and blood pressure: a randomised controlled trial. Lancet. 2002; 359:1969-74; Berkow SE, Barnard ND. Blood pressure regulation and vegetarian diets. Nutr Rev. 2005; 63:1-8

79  Appel LJ, Moore TJ, Obarzanek E, Vollmer WM, Svetkey LP, Sacks FM, Bray GA, Vogt TM, Cutler JA, Windhauser MM, Lin PH, Karanja N. A clinical trial of the effects of dietary patterns on blood pressure. DASH Collaborative Research Group. N Engl J Med. 1997; 336:1117-24; Appel LJ, Miller ER 3rd, Jee SH, Stolzenberg-Solomon R, Lin PH, Erlinger T, Nadeau MR, Selhub J. Effect of dietary patterns on serum homocysteine: results of a randomized, controlled feeding study. Circulation. 2000; 102:852-7

80  Ford ES, Mokdad AH. Fruit and vegetable consumption and diabetes mellitus incidence among U.S.adults. Prev Med. 2001; 32:33-9

81  Meyer KA, Kushi LH, Jacobs DR Jr, Slavin J, Sellers TA, Folsom AR. Carbohydrates, dietary fiber, and incident type 2 diabetes in older women. Am J Clin Nutr. 2000; 71: 921-30

82  Liu S, Serdula M, Janket SJ, Cook NR, Sesso HD, Willett WC, Manson JE, Buring JE. A prospective study of fruit and vegetable intake and the risk of type 2 diabetes in women. Diabetes Care. 2004; 27:2993-6

83  Literatur bei Ströhle A, Wolters M, Waldmann A, Hahn A. Vegetarische Ernährung – präventives Potenzial und mögliche Risiken. Teil 1: Pflanzliche Lebensmittel. Wien Klin Wschr. 2006; 118:580-93

84  Sebastian A, Harris ST, Ottaway JH, Todd KM, Morris RC Jr. Improved mineral balance and skeletal metabolism in postmenopausal women treated with potassium bicarbonate. N Engl J Med. 1994; 330:1776-81; Buclin T, Cosma M, Appenzeller M, Jacquet AF, Decosterd LA, Biollaz J, Burckhardt P. Diet acids and alkalis influence calcium retention in bone. Osteoporos Int. 2001; 12:493-9

85  Bell JA, Whiting SJ. Effect of fruit on net acid and urinary calcium excretion in an acute feeding trial of women. Nutrition. 2004; 20:492-3

86  Prentice A. Diet, nutrition and the prevention of osteoporosis. Public Health Nutr. 2004; 1:227-43; Stellungnahme der Deutschen Gesellschaft für Ernährung e.V. Obst und Gemüse in der Prävention chronischer Krankheiten. September 2007. www.dge.de/pdf/ws/Stellungnahme-OuG-Praevention-chronischer-Krankheiten-2007-09-29.pdf. URL am 15.12.2008

87  Slavin J. Why whole grains are protective: biological mechanisms. Proc Nutr Soc. 2003;

82

62:129-34; Miller G, Prakash A, Decker E. Whole-grain micronutrients. In: Marquart L, Slavin JL, Fulcher RG (eds): Whole-Grain Foods in Health and Disease. Eagan Press, St. Paul 2002, pp 243-58

88  Miller HE, Rigelhof F, Marquart L, Prakash A, Kanter M. Antioxidant content of whole grain breakfast cereals, fruits and vegetables. J Am Coll Nutr. 2000; 19(3 Suppl):312S-9S

89  Hahn A, Ströhle A, Wolters M. Qualifizierte Ernährungsberatung in der Apotheke. Teil 1: Von den Grundlagen zur Anwendung. Dtsch Apotkek Z. 2004; 144:5111-26

90  Miller HE, Rigelhof F, Marquart L, Prakash A, Kanter M. Antioxidant content of whole grain breakfast cereals, fruits and vegetables. J Am Coll Nutr. 2000; 19(3 Suppl):312S-9S; Ströhle A, Wolters M, Hahn A. Ernährung und Tumorerkrankungen des Kolons und Rektums – was ist wissenschaftlich gesichert? Med Monats Pharm. 2007; 30:25-32

91  Kollath W. Die Ordnung unserer Nahrung. 17., unveränderte Auflage, Haug, Heidelberg 2005, S. 202

92  Kniel B, Regula E. Untersuchungen über den Phytinsäureabbau bei der Herstellung von Roggenbroten mit unterschiedlichen Führungsarten. Getreide, Mehl und Brot. 1995; 49:228-32; Greiner R, Jany KD. Ist Phytat ein unerwünschter Inhaltsstoff in Getreideprodukten? Getreide, Mehl und Brot. 1996; 50:368-72

93  Levrat-Verny MA, Coudray C, Bellanger J, Lopez HW, Demigne C, Rayssiguier Y, Rémésy C. Wholewheat flour ensures higher mineral absorption and bioavailability than white wheat flour in rats. Br J Nutr. 1999; 82:17-21

94  Urbano G, Lopez-Jurado M, Aranda P, Vidal-Valverde C, Tenorio E, Porres J. The role of phytic acid in legumes: antinutrient or beneficial function? J Physiol Biochem. 2000; 56:283-94; Vucenik I, Shamsuddin AM. Cancer inhibition by inositol hexaphosphate (IP6) and inositol: from laboratory to clinic. J Nutr. 2003; 133(1 Suppl):3778S-84S

95  Jacobs DR Jr, Marquart L, Slavin J, Kushi LH. Whole-grain intake and cancer: an expanded review and meta-analysis. Nutr Cancer. 1998; 30:85-96

96  Chatenoud L, Tavani A, La Vecchia C, Jacobs DR Jr, Negri E, Levi F, Franceschi S. Whole grain food intake and cancer risk. Int J Cancer 1998; 77:24-8

97  Anderson JW. Whole grains protect against atherosclerotic cardiovascular disease. Proc Nutr Soc. 2006; 62:135-42

98  Liu S, Manson JE, Stampfer MJ, Hu FB, Giovannucci E, Colditz GA, Hennekens CH, Willett WC. A prospective study of whole-grain intake and risk of type 2 diabetes mellitus in US women. Am J Public Health. 2000; 90:1409-15

99  Salmeron J, Ascherio A, Rimm EB, Colditz GA, Spiegelman D, Jenkins DJ, Stampfer MJ, Wing AL, Willett WC. Dietary fiber, glycemic load, and risk of NIDDM in men. Diabetes Care. 1997; 20:545-50

100  McKeown NM. Whole grain intake and insulin sensitivity: evidence from observational studies. Nutr Rev. 2004; 62:286-91

101  Wu T, Giovannucci E, Pischon T, Hankinson SE, Ma J, Rifai N, Rimm EB. Fructose, glycemic load, and quantity and quality of carbohydrate in relation to plasma C-peptide concentrations in US women. Am J Clin Nutr. 2004; 80:1043-9

102  McKeown NM. Whole grain intake and insulin sensitivity: evidence from observational studies. Nutr Rev. 2004; 62:286-91

103  Liu S, Sesso HD, Manson JE, Willett WC, Buring JE. Is intake of breakfast cereals related to total and cause-specific mortality in men? Am J Clin Nutr. 2003; 77:594-9; Jacobs DR Jr, Meyer KA, Kushi LH, Folsom AR. Is whole grain intake associated with reduced total and cause-specific death rates in older women? The Iowa Women's Health Study. Am J Public Health. 1999; 89:322-9

104  Steyn NP, Mann J, Bennett PH, Temple N, Zimmet P, Tuomilehto J, Lindström J, Louheranta A. Diet, nutrition and the prevention of type 2 diabetes. Public Health Nutr. 2004; 7:147-65

105  Srinath Reddy K, Katan MB. Diet, nutrition and the prevention of hypertension and cardiovascular diseases. Public Health Nutr. 2004; 7:167-86

106  Ströhle A, Wolters M, Hahn A. Ernährung und Tumorerkrankungen des Kolons und Rektums – was ist wissenschaftlich gesichert? Med Monats Pharm. 2007; 30:25-32

107  Brufau G, Boatella J, Rafecas M. Nuts: source of energy and macronutrients. Br J Nutr. 2006; 96 Suppl 2:S24-8. Erratum in: Br J Nutr. 2008.

108  Segura R, Javierre C, Lizarraga MA, Ros E. Other relevant components of nuts: phytosterols, folate and minerals. Br J Nutr. 2006; 96 Suppl 2:S36-44

109  Fraser GE, Sabate J, Beeson WL, Strahan TM. A possible protective effect of nut consumption on risk of coronary heart disease. The Adventist Health Study. Arch Intern Med. 1992; 152:1416-24

110  Hu FB, Stampfer MJ, Manson JE, Rimm EB, Colditz GA, Rosner BA Speizer FE, Hennekens CH, Willett WC. Frequent nut consumption and risk of coronary heart disease in women: prospective cohort study. BMJ. 1998; 317:1341-5

111  Mukuddem-Petersen J, Oosthuizen W, Jerling JC. A systematic review of the effects of nuts on blood lipid profiles in humans. J Nutr 2005; 135:2082-9

112  de Lorgeril M, Salen P. Alpha-linolenic acid and coronary heart disease. Nutr Metab Cardiovasc Dis. 2004; 14:162-9

113  Jiang R, Jacobs DR Jr, Mayer-Davis E, Szklo M, Herrington D, Jenny NS, Kronmal R, Barr RG. Nut and seed consumption and inflammatory markers in the multi-ethnic study of atherosclerosis. Am J Epidemiol. 2006; 163:222-31

114  Ros E, Nunez I, Perez-Heras A, Serra M, Gilabert R, Casals E, Deulofeu R. A walnut diet improves endothelial function in hypercholesterolemic subjects: a randomized crossover trial. Circulation. 2004; 109:1609-14

115  Feldman EB. The scientific evidence for a beneficial health relationship between walnuts and coronary heart disease. J Nutr. 2002; 132(5Suppl):1062S-101S

116  Jiang R, Manson JE, Stampfer MJ, Liu S, Willett WC, Hu FB. Nut and peanut butter consumption and risk of type 2 diabetes in women. JAMA. 2002; 288:2554-60

117  Tsai CJ, Leitzmann MF, Hu FB, Willett WC, Giovannucci EL. A prospective cohort study of nut consumption and the risk of gallstone disease in men. Am J Epidemiol. 2004; 160:961-8; Tsai CJ, Leitzmann MF, Hu FB, Willett WC, Giovannucci EL. Frequent nut consumption and decreased risk of cholecystectomy in women. Am J Clin Nutr. 2004; 80:76-81

118 Ströhle A, Wolters M, Waldmann A, Hahn A. Vegetarische Ernährung– präventives Potenzial und mögliche Risiken. Teil 2: Lebensmittel tierischer Herkunft. Wien Klin Wschr. 2006; 118:728-37

119 Cho E, Smith-Warner SA, Spiegelman D, Beeson WL, van den Brandt PA, Colditz GA Folsom AR, Fraser GE, Freudenheim JL, Giovannucci E, Goldbohm RA, Graham S, Miller AB, Pietinen P, Potter JD, Rohan TE, Terry P, Toniolo P, Virtanen MJ, Willett WC, Wolk A, Wu K, Yaun SS, Zeleniuch-Jacquotte A, Hunter DJ. Dairy foods, calcium, and colorectal cancer: a pooled analysis of 10 cohort studies. J Natl Cancer Inst. 2004; 96:1015-22

120 Kesse E, Boutron-Ruault MC, Norat T, Riboli E, Clavel-Chapelon F; E3N Group. Dietary calcium, phosphorus, vitamin D, dairy products and the risk of colorectal adenoma and cancer among French women of the E3N-EPIC prospective study. Int J Cancer. 2005; 117:137-44

121 World Cancer Research Fund (WCRF). Food, Nutrition, Physical Activity and the Prevention of Cancer: a Global Perspective. American Institute for Cancer Research, Washington DC 2007

122 Parodi PW. Dairy product consumption and the risk of breast cancer. J Am Coll Nutr. 2005; 24(6 Suppl):556S-68S.

123 Missmer SA, Smith-Warner SA, Spiegelman D, Yaun SS, Adami HO, Beeson WL, van den Brandt PA, Fraser GE, Freudenheim JL, Goldbohm RA, Graham S, Kushi LH, Miller AB, Potter JD, Rohan TE, Speizer FE, Toniolo P, Willett WC, Wolk A, Zeleniuch-Jacquotte A, Hunter DJ. Meat and dairy food consumption and breast cancer: a pooled analysis of cohort studies. Int J Epidemiol. 2002; 31:78-85

124 Gao X, LaValley MP, Tucker KL. Prospective studies of dairy product and calcium intakes and prostate cancer risk: a meta-analysis. J Natl Cancer Inst. 2005; 97:1768-77

125 Huncharek M, Muscat J, Kupelnick B. Dairy products, dietary calcium and vitamin D intake as risk factors for prostate cancer: a meta-analysis of 26,769 cases from 45 observational studies. Nutr Cancer. 2008; 60:421-41

126 World Cancer Research Fund (WCRF). Food, Nutrition, Physical Activity and the Prevention of Cancer: a Global Perspective. American Institute for Cancer Research, Washington DC 2007; Boeing H. Tumorentstehung – hemmende und fördernde Ernährungsfaktoren. In: DGE (Hrsg). Ernährungsbericht 2004. Bonn 2004, S. 235-82

127 Qin LQ, Xu JY, Wang PY, Hashi A, Hoshi K, Sato A. Milk/dairy products consumption, galactose metabolism and ovarian cancer: meta-analysis of epidemiological studies. Eur J Cancer Prev. 2005; 14:13-19

128 Larsson SC, Orsini N, Wolk A. Milk, milk products and lactose intake and ovarian cancer risk: a meta-analysis of epidemiological studies. Int J Cancer. 2006; 118:431-41

129 Genkinger JM, Hunter DJ, Spiegelman D, Anderson KE, Arslan A, Beeson WL, Buring JE, Fraser GE, Freudenheim JL, Goldbohm RA, Hankinson SE, Jacobs DR Jr, Koushik A, Lacey JV Jr, Larsson SC, Leitzmann M, McCullough ML, Miller AB, Rodriguez C, Rohan TE, Schouten LJ, Shore R, Smit E, Wolk A, Zhang SM, Smith-Warner SA. Dairy products and ovarian cancer: a pooled analysis of 12 cohort studies. Cancer Epidemiol Biomarkers Prev. 2006; 15:364-72

130 Ströhle A, Wolters M, Hahn A. Ernährung und Tumorerkrankungen des Kolons und Rektums – was ist wissenschaftlich gesichert? Med Monats Pharm. 2007; 30:25-32

131 Kanis JA, Johansson H, Oden A, De Laet C, Johnell O, Eisman JA, Mc Closkey E, Mellstrom

D, Pols H, Reeve J, Silman A, Tenenhouse A. A meta-analysis of milk intake and fracture risk: low utility for case finding. Osteoporos Int. 2005; 16:799-804

132 Lanou AJ, Berkow SE, Barnard ND. Calcium, dairy products, and bone health in children and young adults: a reevaluation of the evidence. Pediatrics. 2005; 115:736-43

133 Literatur bei Ströhle A, Wolters M, Waldmann A, Hahn A. Vegetarische Ernährung– präventives Potenzial und mögliche Risiken. Teil 2: Lebensmittel tierischer Herkunft. Wien Klin Wschr. 2006; 118:728-37

134 Fung TT, Hu FB. Plant-based diets: what should be on the plate? Am J Clin Nutr. 2003; 78(3):357-8

135 Fitó M, Guxens M, Corella D, Sáez G, Estruch R, de la Torre R, Francés F, Cabezas C, López-Sabater Mdel C, Marrugat J, García-Arellano A, Arós F, Ruiz-Gutierrez V, Ros E, Salas-Salvadó J, Fiol M, Solá R, Covas MI; for the PREDIMED Study Investigators. Effect of a traditional Mediterranean diet on lipoprotein oxidation: a randomized controlled trial. Arch Intern Med. 2007; 167:1195-203; Estruch R, Martínez-González MA, Corella D, Salas-Salvadó J, Ruiz-Gutiérrez V,Covas MI, Fiol M, Gómez-Gracia E, López-Sabater MC, Vinyoles E, Arós F, Conde M, Lahoz C, Lapetra J, Sáez G, Ros E; PREDIMED Study Investigators. Effects of a Mediterranean-style diet on cardiovascular risk factors: a randomized trial. Ann Intern Med. 2006; 145:1-11; Vincent-Baudry S, Defoort C, Gerber M, Bernard MC, Verger P, Helal O, Portugal H, Planells R, Grolier P, Amiot-Carlin MJ, Vague P, Lairon D. The Medi-RIVAGE study: reduction of cardiovascular disease risk factors after a 3-mo intervention with a Mediterranean-type diet or a low-fat diet. Am J Clin Nutr. 2005; 82:964-71; Esposito K, Marfella R, Ciotola M, Di Palo C, Giugliano F, Giugliano G, D'Armiento M, D'Andrea F, Giugliano D. Effect of a mediterranean-style diet on endothelial dysfunction and markers of vascular inflammation in the metabolic syndrome: a randomized trial. JAMA. 2004; 292:1440-6; Salas-Salvadó J, Fernández-Ballart J, Ros E, Martínez-González MA, Fitó M, Estruch R, Corella D, Fiol M, Gómez-Gracia E, Arós F, Flores G, Lapetra J, Lamuela-Raventós R, Ruiz-Gutiérrez V, Bulló M, Basora J, Covas MI; PREDIMED Study Investigators. Effect of a Mediterranean diet supplemented with nuts on metabolic syndrome status: one-year results of the PREDIMED randomized trial. Arch Intern Med. 2008; 168:2449-58; Tuttle KR, Shuler LA, Packard DP, Milton JE, Daratha KB, Bibus DM, Short RA. Comparison of low-fat versus Mediterranean-style dietary intervention after first myocardial infarction (from The Heart Institute of Spokane Diet Intervention and Evaluation Trial). Am J Cardiol. 2008; 101:1523-30; Salas-Salvadó J, Garcia-Arellano A, Estruch R, Marquez-Sandoval F, Corella D, Fiol M, Gómez-Gracia E, Viñoles E, Arós F, Herrera C, Lahoz C, Lapetra J, Perona JS, Muñoz-Aguado D, Martínez-González MA, Ros E; PREDIMED Investigators. Components of the Mediterranean-type food pattern and serum inflammatory markers among patients at high risk for cardiovascular disease. Eur J Clin Nutr. 2008; 62:651-9; Mitrou PN, Kipnis V, Thiébaut AC, Reedy J, Subar AF, Wirfält E, Flood A, Mouw T, Hollenbeck AR, Leitzmann MF, Schatzkin A. Mediterranean dietary pattern and prediction of all-cause mortality in a US population: results from the NIH-AARP Diet and Health Study. Arch Intern Med. 2007; 167:2461-8; Fidanza F, Alberti A, Lanti M, Menotti A. Mediterranean Adequacy Index: correlation with 25-year mortality from coronary heart disease in the Seven Countries Study. Nutr Metab Cardiovasc Dis. 2004; 14:254-8; Sofi F, Cesari F, Abbate R, Gensini GF, Casini A. Adherence to Mediterranean diet and health status: meta-analysis. BMJ. 2008; 337:a1344; Dedoussis GV, Kanoni S, Mariani E, Cattini L, Herbein G, Fulop T, Varin A, Rink L, Jajte J, Monti D, Marcellini F, Malavolta M, Mocchegiani E.

86

Mediterranean diet and plasma concentration of inflammatory markers in old and very old subjects in the ZINCAGE population study. Clin Chem Lab Med. 2008; 46:990-6; Benetou V, Trichopoulou A, Orfanos P, Naska A, Lagiou P, Boffetta P, Trichopoulos D; Greek EPIC cohort. Conformity to traditional Mediterranean diet and cancer incidence: the Greek EPIC cohort. Br J Cancer. 2008; 99:191-5; Trichopoulou A, Bamia C, Norat T, Overvad K, Schmidt EB, Tjønneland A, Halkjaer J, Clavel-Chapelon F, Vercambre MN, Boutron-Ruault MC, Linseisen J, Rohrmann S, Boeing H, Weikert C, Benetou V, Psaltopoulou T, Orfanos P, Boffetta P, Masala G, Pala V, Panico S, Tumino R, Sacerdote C, Bueno-de-Mesquita HB, Ocke MC, Peeters PH, Van der Schouw YT, González C, Sanchez MJ, Chirlaque MD, Moreno C, Larrañaga N, Van Guelpen B, Jansson JH, Bingham S, Khaw KT, Spencer EA, Key T, Riboli E, Trichopoulos D. Modified Mediterranean diet and survival after myocardial infarction: the EPIC-Elderly study. Eur J Epidemiol. 2007; 22:871-81; Lagiou P, Trichopoulos D, Sandin S, Lagiou A, Mucci L, Wolk A, Weiderpass E, Adami HO. Mediterranean dietary pattern and mortality among young women: a cohort study in Sweden. Br J Nutr. 2006; 96:384-92; Knoops KT, Groot de LC, Fidanza F, Alberti-Fidanza A, Kromhout D, van Staveren WA. Comparison of three different dietary scores in relation to 10-year mortality in elderly European subjects: the HALE project. Eur J Clin Nutr. 2006; 60:746-55

136 Furtado JD, Campos H, Appel LJ, Miller ER, Laranjo N, Carey VJ, Sacks FM. Effect of protein, unsaturated fat, and carbohydrate intakes on plasma apolipoprotein B and VLDL and LDL containing apolipoprotein C-III: results from the OmniHeart Trial. Am J Clin Nutr. 2008; 87:1623-30; Swain JF, McCarron PB, Hamilton EF, Sacks FM, Appel LJ. Characteristics of the diet patterns tested in the optimal macronutrient intake trial to prevent heart disease (OmniHeart): options for a heart-healthy diet. J Am Diet Assoc. 2008; 108:257-65; Appel LJ, Sacks FM, Carey VJ, Obarzanek E, Swain JF, Miller ER 3rd, Conlin PR, Erlinger TP, Rosner BA, Laranjo NM, Charleston J, McCarron P, Bishop LM; OmniHeart Collaborative Research Group. Effects of protein, monounsaturated fat, and carbohydrate intake on blood pressure and serum lipids: results of the OmniHeart randomized trial. JAMA. 2005; 294:2455-64

137 Lichtenstein AH, Appel LJ, Brands M, Carnethon M, Daniels S, Franch HA, Franklin B, Kris-Etherton P, Harris WS, Howard B, Karanja N, Lefevre M, Rudel L, Sacks F, Van Horn L, Winston M, Wylie-Rosett J. Summary of American Heart Association Diet and Lifestyle Recommendations revision 2006. Arterioscler Thromb Vasc Biol. 2006; 26:2186-91; World Cancer Research Fund (WCRF). Food, Nutrition, Physical Activity and the Prevention of Cancer: a Global Perspective. American Institute for Cancer Research, Washington DC 2007, pp. 380ff; WHO/FAO. Diet, Nutrition and the Prevention of Chronic Diseases. Report of a Joint WHO/FAO Expert Consultation. Technical Report Series No. 916, Geneva 2003; Willett WC, Skerrett P. Eat, Drink, and Be Healthy. Simon and Schuster, New York 2005

138 Leitzmann C. Vorwort zu 17. Auflage. In: Kollath W. Die Ordnung unserer Nahrung. 17., unveränderte Auflage. Haug, Heidelberg 2005, S. XV-XVI

139 Kollath W. Die Ordnung unserer Nahrung. 17., unveränderte Auflage, Haug, Heidelberg 2005, S. 258

140 Zusammengestellt auf Basis von: Stellungnahme der Deutschen Gesellschaft für Ernährung e.V. Obst und Gemüse in der Prävention chronischer Krankheiten. September 2007. www.dge.de/pdf/ws/Stellungnahme-OuG-Praevention-chronischer-Krankheiten-2007-09-29.pdf. URL am 15.12.2008; Ströhle A, Wolters M, Waldmann A, Hahn A. Vegetarische Ernährung – präventives Potenzial und mögliche Risiken. Teil 2: Lebensmittel tierischer Herkunft. Wien Klin Wschr. 2006; 118:728-37; Ströhle A, Wolters M, Hahn A. Ernährung und Tumorerkrankungen

des Kolons und Rektums – was ist wissenschaftlich gesichert? Med Monats Pharm 2007; 30:25-32; World Cancer Research Fund (WCRF). Food, Nutrition, Physical Activity and the Prevention of Cancer: a Global Perspective. American Institute for Cancer Research, Washington DC 2007

141 Kollath W. Die Ordnung unserer Nahrung. 14. Auflage, Haug, Heidelberg 1988, S. 6

142 Kollath W. Die Ernährung als Naturwissenschaft. 3. Auflage, Haug, Heidelberg 1981, S. 14

143 Kollath W. Der Vollwert der Nahrung und seine Bedeutung für Wachstum und Zellersatz. Wissenschaftliche Verlagsgesellschaft, Stuttgart 1950, S. 134f; Kollath W. Die Ernährung als Naturwissenschaft. 3. Auflage, Haug, Heidelberg 1981, S. 81f; Kollath W. Zivilisdationsbedingte Krankheiten und Todesursachen. 2. verbesserte Auflage, Haug, Ulm/Donau 1962

144 Kollath W. Die Ernährung als Naturwissenschaft. 3. Auflage, Haug, Heidelberg 1981, S. 81f

145 Watzl B, Leitzmann C. Eine Kommentierung der ernährungswissenschaftlichen Arbeiten von Werner Kollath. In: Kollath W. Die Ordnung unserer Nahrung. 17., unveränderte Auflage. Haug, Heidelberg 2005, S. 298f

146 Cordain L, Eaton SB, Sebastian A, Mann N, Lindeberg S, Watkins BA, O'Keefe JH, Brand-Miller J. Origins and evolution of the Western diet: health implications for the 21st century. Am J Clin Nutr. 2005; 81:341-54; World Cancer Research Fund (WCRF). Food, Nutrition, Physical Activity and the Prevention of Cancer: a Global Perspective. American Institute for Cancer Research, Washington DC 2007, p. 192.; Hu FB, Rimm EB, Stampfer MJ, Ascherio A, Spiegelman D, Willett WC. Prospective study of major dietary patterns and risk of coronary heart disease in men. Am J Clin Nutr. 2000; 72:912-21; van Dam RM, Rimm EB, Willett WC, Stampfer MJ, Hu FB. Dietary patterns and risk for type 2 diabetes mellitus in U.S. men. Ann Intern Med. 2002; 136:201-9

147 Cordain L, Eaton SB, Sebastian A, Mann N, Lindeberg S, Watkins BA, O'Keefe JH, Brand-Miller J. Origins and evolution of the Western diet: health implications for the 21st century. Am J Clin Nutr. 2005; 81:341-54

148 Morrison HI, Schaubel D, Desmeules M, Wigle DT. Serum folate and risk of fatal coronary heart disease. JAMA. 2000; 275:1893-6

149 Rimm EB, Willett WC, Hu FB, Sampson L, Colditz GA, Manson JE, Hennekens C, Stampfer MJ. Folate and vitamin B6 from diet and supplements in relation to risk of coronary heart disease among women. JAMA. 1998; 279:359-64

150 Sanjoaquin MA, Allen N, Couto E, Roddam AW, Key TJ. Folate intake and colorectal cancer risk: a meta-analytical approach. Int J Cancer. 2005; 113:825-8

151 Larsson SC, Giovannucci E, Wolk A. Folate and risk of breast cancer: a meta-analysis. J Natl Cancer Inst. 2007; 99:64-76

152 Cho E, Hunter DJ, Spiegelman D, Albanes D, Beeson WL, van den Brandt PA, Colditz GA, Feskanich D, Folsom AR, Fraser GE, Freudenheim JL, Giovannucci E, Goldbohm RA, Graham S, Miller AB, Rohan TE, Sellers TA, Virtamo J, Willett WC, Smith-Warner SA. Intakes of vitamins A, C and E and folate and multivitamins and lung cancer: a pooled analysis of 8 prospective studies. Int J Cancer. 2006; 118:970-8

153 Stone KL, Bauer DC, Sellmeyer D, Cummings SR. Low serum vitamin B-12 levels are associated with increased hip bone loss in older women: a prospective study. J Clin Endocrinol

Metab. 2004; 89:1217-21; Dhonukshe-Rutten RA, Lips M, de Jong N, Chin APMJ, Hiddink GJ, van Dusseldorp M, De Groot LC, van Staveren WA. Vitamin B-12 status is associated with bone mineral content and bone mineral density in frail elderly women but not in men. J Nutr. 2003; 133:801-7; Tucker KL, Hannan MT, Qiao N, Jacques PF, Selhub J, Cupples LA, Kiel DP. Low plasma vitamin B12 associated with lower bone mineral density: the Framingham osteoporosis study. J Bone Miner Res. 2005; 20:152-8; Morris MS, Jacques PF, Selhub J. Relation between homocysteine and B-vitamin status indicators and bone mineral density in older Americans. Bone. 2005; 37:234-42; Dhonukshe-Rutten RA, van Dusseldorp M, Schneede J, de Groot LC, van Staveren WA. Low bone mineral density and bone mineral content are associated with low cobalamin status in adolescents. Eur J Nutr. 2005; 44:341-7

154  Cagnacci A, Baldassari F, Rivolta G, Arangino S, Volpe A. Relation of homocysteine, folate, and vitamin B12 to bone mineral density of postmenopausal women. Bone. 2003; 33:956-9; Golbahar J, Hamidi A, Aminzadeh MA, Omrani GR. Association of plasma folate, plasma total homocysteine, but not methylenetetrahydrofolate reductase C667T polymorphism, with bone mineral density in postmenopausal Iranian women: a cross-sectional study. Bone. 2004; 35:760-5

155  Knekt P, Ritz J, Pereira MA, O'Reilly EJ, Augustsson K, Fraser GE, Goldbourt U, Heitmann BL, Hallmans G, Liu S, Pietinen P, Spiegelman D, Stevens J, Virtamo J, Willett WC, Rimm EB, Ascherio A. Antioxidant vitamins and coronary heart disease risk: a pooled analysis of 9 cohorts. Am J Clin Nutr. 2004; 80:1508-20

156  Chan JM, Stampfer MJ, Ma J, Rimm EB, Willett WC, Giovannucci EL. Supplemental vitamin E intake and prostate cancer risk in a large cohort of men in the United States. Cancer Epidemiol Biomarkers Prev. 1999; 8:893-9; Gann PH, Ma J, Giovannucci E, Willett W, Sacks FM, Hennekens CH, Stampfer MJ: Lower prostate cancer risk in men with elevated plasma lycopene levels: results of a prospective analysis. Cancer Res. 1999; 59:1225-30

157  Carr AC, Frei B. Toward a new recommended dietary allowance for vitamin C based on antioxidant and health effects in humans. Am J Clin Nutr. 1999; 69:1086-107

158  Brinkman M, Reulen RC, Kellen E, Buntinx F, Zeegers MP. Are men with low selenium levels at increased risk of prostate cancer? Eur J Cancer. 2006; 42:2463-71

159  Etminan M, FitzGerald JM, Gleave M, Chambers K. Intake of selenium in the prevention of prostate cancer: a systematic review and meta-analysis. Cancer Causes Control. 2005; 16:1125-31

160  Larsson SC, Wolk A. Magnesium intake and risk of type 2 diabetes: a meta-analysis. J Intern Med. 2007; 262:208-14; Schulze MB, Schulz M, Heidemann C, Schienkiewitz A, Hoffmann K, Boeing H. Fiber and magnesium intake and incidence of type 2 diabetes: a prospective study and meta analysis. Arch Intern Med. 2007; 167:956-65

161  Willett WC, Dietz WH, Colditz GA. Guidelines for healthy weight. N Engl J Med. 1999; 341:427-34

162  Larsson SC, Wolk A. Obesity and colon and rectal cancer risk: a meta-analysis of prospective studies. Am J Clin Nutr. 2007; 86:556-65; Moghaddam AA, Woodward M, Huxley R. Obesity and risk of colorectal cancer: a meta-analysis of 31 studies with 70,000 events. Cancer Epidemiol Biomarkers Prev. 2007; 16:2533-47; Larsson SC, Wolk A. Overweight, obesity and risk of liver cancer: a meta-analysis of cohort studies. Br J Cancer. 2007; 97:1005-8; Larsson SC, Wolk A.

Obesity and the risk of gallbladder cancer: a meta-analysis. Br J Cancer. 2007; 96:1457-61; Olsen CM, Green AC, Whiteman DC, Sadeghi S, Kolahdooz F, Webb PM. Obesity and the risk of epithelial ovarian cancer: a systematic review and meta-analysis. Eur J Cancer. 2007; 43:690-709

163 Bergström A, Pisani P, Tenet V, Wolk A, Adami HO. Overweight as an avoidable cause of cancer in Europe. Int J Cancer. 2001; 91:421-30

164 Parkin DM, Bray F, Ferlay J, Pisani P: Estimating the world cancer burden: Globocan 2000. Int J Cancer. 2001; 94:153-6

165 Ströhle A, Wolters M, Hahn A. Ernährung und Tumorerkrankungen des Kolons und Rektums – was ist wissenschaftlich gesichert? Med Monats Pharm. 2007; 30:25-32

166 Jenkins DJ, Wolever TM, Taylor RH, Barker H, Fielden H, Baldwin JM, Bowling AC, Newman HC, Jenkins AL, Goff DV. Glycemic index of foods: a physiological basis for carbohydrate exchange. Am J Clin Nutr. 1981; 34:362-6

167 Brand-Miller JC, Stockmann K, Atkinson F, Petocz P, Denyer G. Glycemic index, postprandial glycemia, and the shape of the curve in healthy subjects: analysis of a database of more than 1000 foods. Am J Clin Nutr. 2009; 89:97-105; Wolever TM, Yang M, Zeng XY, Atkinson F, Brand-Miller JC. Food glycemic index, as given in glycemic index tables, is a significant determinant of glycemic responses elicited by composite breakfast meals. Am J Clin Nutr. 2006; 83:1306-12

168 Wolever TM, Bolognesi C. Prediction of glucose and insulin responses of normal subjects after consuming mixed meals varying in energy, protein, fat, carbohydrate and glycemic index. J Nutr. 1996; 126:2807-12; Ludwig DS. The glycemic index: physiological mechanisms relating to obesity, diabetes, and cardiovascular disease. JAMA. 2002; 287:2414-23; Wolever TM, Brand-Miller JC. Influence of glycemic index/load on glycemic response, appetite, and food intake in healthy humans. Diabetes Care. 2006; 29:474-5

169 Flint A, Møller BK, Raben A, Pedersen D, Tetens I, Holst JJ, Astrup A. The use of glycaemic index tables to predict glycaemic index of composite breakfast meals.Br J Nutr. 2004; 91:979-89; Laville M. Could glycaemic index be the basis of simple nutritional recommendations? Br J Nutr. 2004; 91:803-4; Alfenas RC, Mattes RD. Influence of glycemic index/load on glycemic response, appetite, and food intake in healthy humans. Diabetes Care. 2005; 28:2123-9

170 Brand-Miller J, McMillan-Price J, Steinbeck K, Caterson I. Carbohydrates—the good, the bad and the whole grain. Asia Pac J Clin Nutr. 2008; 17 Suppl 1:16-9

171 Wolever TM, Yang M, Zeng XY, Atkinson F, Brand-Miller JC. Food glycemic index, as given in glycemic index tables, is a significant determinant of glycemic responses elicited by composite breakfast meals. Am J Clin Nutr. 2006; 83:1306-12

172 Deutsche Gesellschaft für Ernährung (DGE). Glykämischer Index und glykämische Last – ein für die Ernährungspraxis des Gesunden relevanets Konzept? Teil 1: Einflussfaktoren auf den glykämischen Index sowie Relevanz für die Prävention ernährungsmitbedingter Erkrankungen. Ernähr-Umschau. 2004; 51:84-91; Foster-Powell K, Holt SH, Brand-Miller JC. International table of glycemic index and glycemic load values: 2002. Am J Clin Nutr. 2002; 76:5-56

173 Cordain L, Eaton SB, Sebastian A, Mann N, Lindeberg S, Watkins BA, O'Keefe JH, Brand-Miller J. Origins and evolution of the Western diet: health implications for the 21st century. Am

J Clin Nutr. 2005; 81:341-54

174   Foster-Powell K, Holt SH, Brand-Miller JC. International table of glycemic index and glycemic load values: 2002. Am J Clin Nutr. 2002; 76:5-56

175   Bell DS, O'Keefe JH, Jellinger P. Postprandial dysmetabolism: the missing link between diabetes and cardiovascular events? Endocr Pract. 2008; 14:112-24; O'Keefe JH, Gheewala NM, O'Keefe JO. Dietary strategies for improving post-prandial glucose, lipids, inflammation, and cardiovascular health. J Am Coll Cardiol. 2008; 51:249-55; O'Keefe JH, Bell DS. Postprandial hyperglycemia/hyperlipidemia (postprandial dysmetabolism) is a cardiovascular risk factor. Am J Cardiol. 2007; 100:899-904; Livesey G, Taylor R, Hulshof T, Howlett J. Glycemic response and health—a systematic review and meta-analysis: relations between dietary glycemic properties and health outcomes. Am J Clin Nutr. 2008; 87:258S-68S

176   Livesey G, Taylor R, Hulshof T, Howlett J. Glycemic response and health—a systematic review and meta-analysis: relations between dietary glycemic properties and health outcomes. Am J Clin Nutr. 2008 Jan; 87:258S-268S

177   Pawlak DB, Kushner JA, Ludwig DS. Effects of dietary glycaemic index on adiposity, glucose homoeostasis, and plasma lipids in animals. Lancet. 2004; 364:778-85; Ludwig DS. The glycemic index: physiological mechanisms relating to obesity, diabetes, and cardiovascular disease. JAMA. 2002; 287:2414-23

178   Levitan EB, Song Y, Ford ES, Liu S. Is non-diabetic hyperglycemia a risk factor for cardiovascular disease? A meta-analysis of prospective studies. Arch Intern Med. 2004; 164:2147-55

179   Barclay AW, Petocz P, McMillan-Price J, Flood VM, Prvan T, Mitchell P, Brand-Miller JC. Glycemic index, glycemic load, and chronic disease risk—a meta-analysis of observational studies. Am J Clin Nutr. 2008; 87:627-37

180   Remer T, Manz F. Estimation of the renal net acid excretion by adults consuming diets containing variable amounts of protein. Am J Clin Nutr. 1994; 59:1356-61; Remer T, Berkemeyer S, Rylander R, Vormann J. Muscularity and adiposity in addition to net acid excretion as predictors of 24-h urinary pH in young adults and elderly. Eur J Clin Nutr. 2007; 61:605-9

181   Remer T. Influence of nutrition on acid-base balance - metabolic aspects. Eur J Nutr. 2001; 40:214-20; Siener R. Einfluß der Ernährung auf den Säure-Basen-Haushalt. Ernähr-Umschau. 2006; 53:168-73

182   Remer T. Influence of nutrition on acid-base balance - metabolic aspects. Eur J Nutr. 2001; 40:214-20

183   Remer T, Manz F. Potential renal acid load of foods and its influence on urine pH. J Am Diet Assoc. 1995; 95:791-7

184   Remer T, Manz F. Potential renal acid load of foods and its influence on urine pH. J Am Diet Assoc. 1995; 95:791-7.; Ginty F. Dietary protein and bone health. Proc Nutr Soc. 2003; 62:867-76

185   Vormann J, Goedecke T. Säure-Basen-Haushalt: Latente Azidose als Ursache chronischer Erkrankungen. In: Marktl W, Ekmekcioglu C, Reiter B. Säuren — Basen — Schlacken. Pro und Contra — eine wissenschaftliche Diskussion. Springer, Wien/New York 2007, S. 25-37; Vormann J, Goedecke T. Acid-base homeostasis: latent acidosis as a cause of chronic diseases.

Schweiz Zschr GanzheitsMedizin 2006; 18:255-66; Vormann J, Remer T. Dietary, metabolic, physiologic, and disease-related aspects of acid-base balance: foreword to the contributions of the second International Acid-Base Symposium. J Nutr. 2008; 138:413S-4S

186 Berkemeyer S, Vormann J, Günther AL, Rylander R, Frassetto LA, Remer T. Renal net acid excretion capacity is comparable in prepubescence, adolescence, and young adulthood but falls with aging. J Am Geriatr Soc. 2008; 56:1442-8

187 Alpern RJ, Sakhaee K. The clinical spectrum of chronic metabolic acidosis: homeostatic mechanisms produce significant morbidity. Am J Kidney Dis. 1997; 29:291-302; Mitch WE. Metabolic and clinical consequences of metabolic acidosis. J Nephrol. 2006; 19 Suppl 9:S70-5

188 Bushinsky DA. Acid-base imbalance and the skeleton. Eur J Nutr. 2001; 40:238-44; Arnett TR. Extracellular pH regulates bone cell function. J Nutr. 2008; 138:415S-8S.; New SA. Nutrition Society Medal lecture. The role of the skeleton in acid-base homeostasis. Proc Nutr Soc. 2002; 61:151-64

189 Fenton TR, Eliasziw M, Lyon AW, Tough SC, Hanley DA. Meta-analysis of the quantity of calcium excretion associated with the net acid excretion of the modern diet under the acid-ash diet hypothesis. Am J Clin Nutr. 2008; 88:1159-66

190 Macdonald HM, New SA, Fraser WD, Campbell MK, Reid DM. Low dietary potassium intakes and high dietary estimates of net endogenous acid production are associated with low bone mineral density in premenopausal women and increased markers of bone resorption in postmenopausal women. Am J Clin Nutr. 2005; 81:923-33; New SA, Macdonald HM, Campbell MK, Martin JC, Garton MJ, Robins SP, Reid DM. Lower estimates of net endogenous non-carbonic acid production are positively associated with indexes of bone health in premenopausal and perimenopausal women. Am J Clin Nutr. 2004; 79:131-8; Alexy U, Remer T, Manz F, Neu CM, Schoenau E. Long-term protein intake and dietary potential renal acid load are associated with bone modeling and remodeling at the proximal radius in healthy children. Am J Clin Nutr. 2005; 82:1107-14; Welch AA, Bingham SA, Reeve J, Khaw KT. More acidic dietary acid-base load is associated with reduced calcaneal broadband ultrasound attenuation in women but not in men: results from the EPIC-Norfolk cohort study. Am J Clin Nutr. 2007; 85:1134-41

191 Vormann J. Säure-Basen-Gehalt der Nahrung und Knochengesundheit. Osteologie. 2008; 2: 55-59

192 Themengebiet „Transfettsäuren": Ströhle A, Hahn A. Trans-Fettsäuren: Fette mit Nebenwirkungen?! Diät + Information. 2002; 2:61-62; Micha R, Mozaffarian D. Trans fatty acids: Effects on cardiometabolic health and implications for policy. Prostaglandins Leukot Essent Fatty Acids. 2008; 79:147-52; Mozaffarian D, Willett WC. Trans fatty acids and cardiovascular risk: a unique cardiometabolic imprint? Curr Atheroscler Rep. 2007; 9:486-93; Willett WC. Trans fatty acids and cardiovascular disease-epidemiological data. Atheroscler Suppl. 2006; 7:5-8; Deutsche Gesellschaft für Ernährung: Evidenzbasierte Leitlinie: Fettkonsum und Prävention ausgewählter ernährungsmitbedingter Krankheiten (November 2006). http://www.dge.de/modules.php?name=St&file=w_leitlinien. URL am 29.01.2009

193 Themengebiet „Omega-3-Fettsäuren": Hahn A, Ströhle A. ω-3-Fettsäuren. ChiuZ. 2004; 38:310-18; Hooper L, Thompson RL, Harrison RA, Summerbell CD, Moore H, Worthington HV, Durrington PN, Ness AR, Capps NE, Davey Smith G, Riemersma RA, Ebrahim SB. Omega 3 fatty acids for prevention and treatment of cardiovascular disease. Cochrane Database Syst Rev. 2004; :CD003177; Mozaffarian D, Rimm EB. Fish intake, contaminants, and human health:

evaluating the risks and the benefits. JAMA. 2006; 296:1885-99; Harris WS, Kris-Etherton PM, Harris KA. Intakes of long-chain omega-3 fatty acid associated with reduced risk for death from coronary heart disease in healthy adults. Curr Atheroscler Rep. 2008; 10:503-92; Lee JH, O'Keefe JH, Lavie CJ, Marchioli R, Harris WS. Omega-3 fatty acids for cardioprotection. Mayo Clin Proc. 2008; 83:324-32; Ian Givens D, Gibbs RA. Current intakes of EPA and DHA in European populations and the potential of animal-derived foods to increase them. Proc Nutr Soc. 2008; 67:273-80; Stark AH, Crawford MA, Reifen R. Update on alpha-linolenic acid. Nutr Rev. 2008; 66:326-32; Deutsche Gesellschaft für Ernährung: Evidenzbasierte Leitlinie: Fettkonsum und Prävention ausgewählter ernährungsmitbedingter Krankheiten (November 2006). http://www.dge.de/modules.php?name=St&file=w_leitlinien. URL am 29.01.2009

194 Themengebiet „Ballaststoffe": Weickert MO, Pfeiffer AF. Metabolic effects of dietary fiber consumption and prevention of diabetes. J Nutr. 2008; 138:439-42; Wong JM, Jenkins DJ. Carbohydrate digestibility and metabolic effects. J Nutr. 2007; 137(11 Suppl):2539S-46S; Englyst KN, Englyst HN. Carbohydrate bioavailability. Br J Nutr. 2005; 94:1-11; Englyst HN, Quigley ME, Hudson GJ. Definition and measurement of dietary fibre. Eur J Clin Nutr. 1995; 49 Suppl 3:S48-62; Brennan CS. Dietary fibre, glycaemic response, and diabetes. Mol Nutr Food Res. 2005; 49:560-70; Lim CC, Ferguson LR, Tannock GW. Dietary fibres as „prebiotics": implications for colorectal cancer. Mol Nutr Food Res. 2005; 49:609-19; DeVries JW. On defining dietary fibre. Proc Nutr Soc. 2003; 62:37-43; Galisteo M, Duarte J, Zarzuelo A. Effects of dietary fibers on disturbances clustered in the metabolic syndrome. J Nutr Biochem. 2008; 19:71-84; Tan KY, Seow-Choen F. Fiber and colorectal diseases: separating fact from fiction. World J Gastroenterol. 2007; 13:4161-7; Key TJ, Schatzkin A, Willett WC, Allen NE, Spencer EA, Travis RC. Diet, nutrition and the prevention of cancer. Public Health Nutr. 2004; 7:187-200; Park Y, Hunter DJ, Spiegelman D, Bergkvist L, Berrino F, van den Brandt PA, Buring JE, Colditz GA, Freuden-heim JL, Fuchs CS, Giovannucci E, Goldbohm RA,Graham S, Harnack L, Hartman AM, Jacobs DR Jr, Kato I, Krogh V, Leitzmann MF, McCullough ML, Miller AB, Pietinen P, Rohan TE, Schatzkin A, Willett WC, Wolk A, Zeleniuch-Jacquotte A, Zhang SM, Smith-Warner SA. Dietary fiber intake and risk of colorectal cancer: a pooled analysis of prospective cohort studies. JAMA. 2005; 294:2849-57; World Cancer Research Fund (WCRF). Food, Nutrition, Physical Activity and the Prevention of Cancer: a Global Perspective. American Institute for Cancer Research, Washington DC 2008; Pereira MA, O'Reilly E, Augustsson K, Fraser GE, Goldbourt U, Heitmann BL, Hallmans G, Knekt P, Liu S, Pietinen P, Spiegelman D, Stevens J, Virtamo J, Willett WC, Ascherio A. Dietary fiber and risk of coronary heart disease: a pooled analysis of cohort studies. Arch Intern Med. 2004; 164:370-6; Schulze MB, Schulz M, Heidemann C, Schienkiewitz A, Hoffmann K, Boeing H. Fiber and magnesium intake and incidence of type 2 diabetes: a prospective study and meta-analysis. Arch Intern Med. 2007; 167:956-65

195 Themengebiet „Sekundäre Pflanzenstoffe": Hahn A, Ströhle A, Wolters M. Ernährung. Physiologische Grundlagen, Prävention, Therapie. 2. Auflage, Wissenschaftliche Verlags-gesellschaft, Stuttgart 2006, S. 172ff; Watzl B, Leitzmann C. Bioaktive Substanzen in Lebens-mitteln. Hippokrates Verlag, Stuttgart 2005; Watzl B, Rechkemmer G. Einfluss sekundärer Pflanzenstoffe auf die Gesundheit. In: Deutsche Gesellschaft für Ernährung (DGE) (Hrsg.) Ernährungsbericht 2004. Bonn 2004, S. 325-46; Naithani R, Huma LC, Holland LE, Shukla D, McCormick DL, Mehta RG, Moriarty RM. Antiviral activity of phytochemicals: a comprehensive review. Mini Rev Med Chem. 2008; 8:1106-33; Rhone M, Basu A. Phytochemicals and age-related eye diseases. Nutr Rev. 2008; 66:465-72; Hayes JD, Kelleher MO, Eggleston IM. The cancer chemopreventive actions of phytochemicals derived from glucosinolates. Eur J Nutr.

2008; 47 Suppl 2:73-88; Nishino H, Satomi Y, Tokuda H, Masuda M. Cancer control by phytochemicals. Curr Pharm Des. 2007; 13:3394-9; Stevenson DE, Hurst RD. Polyphenolic phytochemicals—just antioxidants or much more? Cell Mol Life Sci. 2007; 64:2900-16; Minich DM, Bland JS. A review of the clinical efficacy and safety of cruciferous vegetable phyto-chemicals. Nutr Rev. 2007; 65:259-67; Johnson IT. Phytochemicals and cancer. Proc Nutr Soc. 2007; 66:207-15; Thomasset SC, Berry DP, Garcea G, Marczylo T, Steward WP, Gescher AJ. Dietary polyphenolic phytochemicals—promising cancer chemopreventive agents in humans? A review of their clinical properties. Int J Cancer. 2007; 120:451-8; Gallicchio L, Boyd K, Matanoski G, Tao XG, Chen L, Lam TK, Shiels M, Hammond E, Robinson KA, Caulfield LE, Herman JG, Guallar E, Alberg AJ. Carotenoids and the risk of developing lung cancer: a systematic review. Am J Clin Nutr. 2008; 88:372-83; Rao AV, Rao LG. Carotenoids and human health. Pharmacol Res. 2007; 55:207-16; Männistö S, Yaun SS, Hunter DJ, Spiegelman D, Adami HO, Albanes D, van den Brandt PA, Buring JE, Cerhan JR, Colditz GA, Freudenheim JL, Fuchs CS, Giovannucci E, Goldbohm RA, Harnack L, Leitzmann M, McCullough ML, Miller AB, Rohan TE, Schatzkin A, Virtamo J, Willett WC, Wolk A, Zhang SM, Smith-Warner SA. Dietary carotenoids and risk of colorectal cancer in a pooled analysis of 11 cohort studies. Am J Epidemiol. 2007; 165:246-55; Voutilainen S, Nurmi T, Mursu J, Rissanen TH. Carotenoids and cardiovascular health. Am J Clin Nutr. 2006; 83:1265-71; Ramos S. Cancer chemoprevention and chemotherapy: dietary polyphenols and signalling pathways. Mol Nutr Food Res. 2008; 2:507-26; Khan N, Mukhtar H. Tea polyphenols for health promotion. Life Sci. 2007; 81:519-33; Booyse FM, Pan W, Grenett HE, Parks DA, Darley-Usmar VM, Bradley KM, Tabengwa EM. Mechanism by which alcohol and wine polyphenols affect coronary heart disease risk. Ann Epidemiol. 2007; 17(5 Suppl):S24-31; Arts IC. A review of the epidemiological evidence on tea, flavonoids, and lung cancer. J Nutr. 2008; 138(8):1561S-6S; Pierini R, Gee JM, Belshaw NJ, Johnson IT. Flavonoids and intestinal cancers. Br J Nutr. 2008; 99 E Suppl 1:ES53-9; Poulsen RC, Kruger MC. Soy phytoestrogens: impact on postmenopausal bone loss and mechanisms of action. Nutr Rev. 2008; 66:359-74; Cassidy A, Hooper L. Phytoestrogens and cardiovascular disease. J Br Menopause Soc. 2006; 12:49-56; Bradford PG, Awad AB. Phytosterols as anticancer compounds. Mol Nutr Food Res. 2007; 51:161-70; Ostlund RE Jr, Lin X. Regulation of cholesterol absorption by phytosterols. Curr Atheroscler Rep. 2006; 8:487-91; Schmitt B, Ströhle A, Watkinson BM, Hahn A. Wirkstoffe funktioneller Lebensmittel in der Prävention der Arteriosklerose. Teil 3: Phytosterole. Ernähr-Umschau 2002; 49:266-70; Hayes JD, Kelleher MO, Eggleston IM. The cancer chemopreventive actions of phytochemicals derived from glucosinolates. Eur J Nutr. 2008; 47 Suppl 2:73-88

196 Themengebiet "Glykotoxine": Sebeková K, Somoza V. Dietary advanced glycation endproducts (AGEs) and their health effects—PRO. Mol Nutr Food Res. 2007; 51:1079-84; Michalsen A, Bierhaus A, Nawroth PP, Dobos GJ. Glykotoxine und Zellaktivierung. Bundes-gesundheitsbl Gesundheitsforsch Gesundheitsschutz. 2006; 49: 773-9; Bierhaus A, Humpert PM, Morcos M, Wendt T, Chavakis T, Arnold B, Stern DM, Nawroth PP. Understanding RAGE, the receptor for advanced glycation end products. J Mol Med. 2005; 83:876-86; Bierhaus A, Humpert PM, Stern DM, Arnold B, Nawroth PP. Advanced glycation end product receptor-mediated cellular dysfunction. Ann N Y Acad Sci. 2005; 1043:676-80; Vlassara H, Striker G. Glycotoxins in the diet promote diabetes and diabetic complications. Curr Diab Rep. 2007; 7:235-41; Peppa M, Uribarri J, Vlassara H. Aging and glycoxidant stress. Hormones (Athens). 2008; 7:123-32; Uribarri J, Cai W, Sandu O, Peppa M, Goldberg T, Vlassara H. Diet-derived advanced glycation end products are major contributors to the body's AGE pool and induce

94

inflammation in healthy subjects. Ann N Y Acad Sci. 2005;1043:461-6; Vlassara H. Advanced glycation in health and disease: role of the modern environment. Ann N Y Acad Sci. 2005; 1043:452-60; Cai W, He JC, Zhu L, Chen X, Zheng F, Striker GE, Vlassara H. Oral glycotoxins determine the effects of calorie restriction on oxidant stress, age-related diseases, and lifespan. Am J Pathol. 2008; 173:327-36; Stirban A, Negrean M, Götting C, Uribarri J, Gawlowski T, Stratmann B, Kleesiek K, Koschinsky T, Vlassara H, Tschoepe D. Dietary advanced glycation endproducts and oxidative stress: in vivo effects on endothelial function and adipokines. Ann N Y Acad Sci. 2008; 1126:276-9; Negrean M, Stirban A, Stratmann B, Gawlowski T, Horstmann T, Götting C, Kleesiek K, Mueller-Roesel M, Koschinsky T, Uribarri J, Vlassara H, Tschoepe D. Effects of low- and high-advanced glycation endproduct meals on macro- and microvascular endothelial function and oxidative stress in patients with type 2 diabetes mellitus. Am J Clin Nutr. 2007; 85:1236-43; Uribarri J, Cai W, Peppa M, Goodman S, Ferrucci L, Striker G, Vlassara H. Circulating glycotoxins and dietary advanced glycation endproducts: two links to inflammatory response, oxidative stress, and aging. J Gerontol A Biol Sci Med Sci. 2007; 62:427-33; Thornalley PJ. Dietary AGEs and ALEs and risk to human health by their interaction with the receptor for advanced glycation endproducts (RAGE)—an introduction. Mol Nutr Food Res. 2007; 51:1107-10; Schalkwijk CG, Brouwers O, Stehouwer CD. Modulation of insulin action by advanced glycation endproducts: a new player in the field. Horm Metab Res. 2008; 40:614-9; Goldberg T, Cai W, Peppa M, Dardaine V, Baliga BS, Uribarri J, Vlassara H. Advanced glycoxidation end products in commonly consumed foods. J Am Diet Assoc. 2004; 104:1287-91

197 Kollath W. Die Ordnung unserer Nahrung. 17. Auflage, Haug, Heidelberg 2005, S. 12

198 Iqbal R, Anand S, Ounpuu S, Islam S, Zhang X, Rangarajan S, Chifamba J, Al-Hinai A, Keltai M, Yusuf S; INTERHEART Study Investigators. Dietary patterns and the risk of acute myocardial infarction in 52 countries: results of the INTERHEART study. Circulation. 2008; 118:1929-37; Popkin BM, Du S. Dynamics of the nutrition transition toward the animal foods sector in China and its implications: a worried perspective. J Nutr. 2003; 133:3898S-906S; Hawkes C. Uneven dietary development: linking the policies and processes of globalization with the nutrition transition, obesity and diet-related chronic diseases. Global Health. 2006; 2:4; Zimmet P. Globalization, coca-colonization and the chronic disease epidemic: can the doomsday scenario be averted? J Intern Med. 2000; 247:301-10; Popkin BM. Will China's nutrition transition overwhelm its health care system and slow economic growth? Health Aff (Millwood). 2008; 27:1064-76; Astrup A, Dyerberg J, Selleck M, Stender S. Nutrition transition and its relationship to the development of obesity and related chronic diseases. Obes Rev. 2008; 9 Suppl 1:48-52; Amuna P, Zotor FB. Epidemiological and nutrition transition in developing countries: impact on human health and development. Proc Nutr Soc. 2008; 67:82-90

199 Stampfer MJ, Hu FB, Manson JE, Rimm EB, Willett WC. Primary prevention of coronary heart disease in women through diet and lifestyle. N Engl J Med. 2000; 343:16-22

200 Hu FB, Manson JE, Stampfer MJ, Colditz G, Liu S, Solomon CG, Willett WC. Diet, lifestyle, and the risk of type 2 diabetes mellitus in women. N Engl J Med. 2001; 345:790 7

201 Kurth T, Moore SC, Gaziano JM, Kase CS, Stampfer MJ, Berger K, Buring JE. Healthy lifestyle and the risk of stroke in women. Arch Intern Med. 2006; 166:1403-9

202 Platz EA, Willett WC, Colditz GA, Rimm EB, Spiegelman D, Giovannucci E. Proportion of colon cancer risk that might be preventable in a cohort of middle-aged US men. Cancer Causes Control. 2000; 11:579-88

203  Kollath W. Lehrbuch der Hygiene. Band I Allgemeine Hygiene. 2. umgearbeitete und erweiterte Auflage, Hirzel, Leipzig 1949, S. 167

204  Kollath W. Die Ordnung unserer Nahrung. 14. Auflage, Haug, Heidelberg 1988, S. 8

205  Kollath W. Lehrbuch der Hygiene. Band I Allgemeine Hygiene. 2. umgearbeitete und erweiterte Auflage, Hirzel, Leipzig 1949, S. 222

206  Cacioppo JT, Hawkley LC. Social isolation and health, with an emphasis on underlying mechanisms. Perspect Biol Med. 2003; 46(3 Suppl):S39-52; Strike PC, Steptoe A. Psychosocial factors in the development of coronary artery disease. Prog Cardiovasc Dis. 2004; 46: 337-47; Steptoe A, Hamer M, Chida Y. The effects of acute psychological stress on circulating inflammatory factors in humans: a review and meta-analysis. Brain Behav Immun. 2007; 21:901-12

207  Kaur S, Cohen A, Dolor R, Coffman CJ, Bastian LA. The impact of environmental tobacco smoke on women's risk of dying from heart disease: a meta-analysis. J Womens Health (Larchmt). 2004; 13:888-97; Zhong L, Goldberg MS, Parent ME, Hanley JA. Exposure to environmental tobacco smoke and the risk of lung cancer: a meta-analysis. Lung Cancer. 2000; 27:3-18; Bjerregaard BK, Raaschou-Nielsen O, Sørensen M, Frederiksen K, Tjønneland A, Rohrmann S, Linseisen J, Bergman MM, Boeing H, Sieri S, Palli D, Tumino R, Sacerdote C, Bueno-de-Mesquita HB, Büchner FL, Gram IT, Braaten T, Lund E, Hallmans G, Agren A, Riboli E. The effect of occasional smoking on smoking-related cancers: in the European Prospective Investigation into Cancer and Nutrition (EPIC). Cancer Causes Control. 2006; 17:1305-9; Sinha S, Luben RN, Welch A, Bingham S, Wareham NJ, Day NE, Khaw KT. Fibrinogen and cigarette smoking in men and women in the European Prospective Investigation into Cancer in Norfolk (EPIC-Norfolk) population. Eur J Cardiovasc Prev Rehabil. 2005; 12:144-50; González CA, Pera G, Agudo A, Palli D, Krogh V, Vineis P, Tumino R, Panico S, Berglund G, Simán H, Nyrén O, Agren A, Martinez C, Dorronsoro M, Barricarte A, Tormo MJ, Quiros JR, Allen N, Bingham S, Day N, Miller A, Nagel G, Boeing H, Overvad K, Tjonneland A, Bueno-De-Mesquita HB, Boshuizen HC, Peeters P, Numans M, Clavel-Chapelon F, Helen I, Agapitos E, Lund E, Fahey M, Saracci R, Kaaks R, Riboli E. Smoking and the risk of gastric cancer in the European Prospective Investigation Into Cancer and Nutrition (EPIC). Int J Cancer. 2003; 107:629-34; Danaei G, Vander Hoorn S, Lopez AD, Murray CJ, Ezzati M; Comparative Risk Assessment collaborating group (Cancers). Causes of cancer in the world: comparative risk assessment of nine behavioural and environmental risk factors. Lancet. 2005; 366:1784-93

208  King CR, Knutson KL, Rathouz PJ, Sidney S, Liu K, Lauderdale DS. Short sleep duration and incident coronary artery calcification. JAMA. 2008; 300:2859-66; Knutson KL, Van Cauter E. Associations between sleep loss and increased risk of obesity and diabetes. Ann N Y Acad Sci. 2008; 1129:287-304; Knutson KL. Impact of sleep and sleep loss on glucose homeostasis and appetite regulation. Sleep Med Clin. 2007; 2:187-97; Alvarez GG, Ayas NT. The impact of daily sleep duration on health: a review of the literature. Prog Cardiovasc Nurs. 2004; 19:56-9; Trenell MI, Marshall NS, Rogers NL. Sleep and metabolic control: waking to a problem? Clin Exp Pharmacol Physiol. 2007; 34:1-9; Simpson N, Dinges DF. Sleep and inflammation. Nutr Rev. 2007; 65:S244-52

209  Bauman AE. Updating the evidence that physical activity is good for health: an epidemiological review 2000-2003. J Sci Med Sport. 2004; 7(1 Suppl):6-19; Brown WJ, Burton NW, Rowan PJ. Updating the evidence on physical activity and health in women. Am J Prev

Med. 2007; 33:404-11; Warburton DE, Nicol CW, Bredin SS. Health benefits of physical activity: the evidence. CMAJ. 2006; 174:801-9; Warburton DE, Katzmarzyk PT, Rhodes RE, Shephard RJ. Evidence-informed physical activity guidelines for Canadian adults. Can J Public Health. 2007; 98 Suppl 2:S16-68; Haskell WL, Lee IM, Pate RR, Powell KE, Blair SN, Franklin BA, Macera CA, Heath GW, Thompson PD, Bauman A; American College of Sports Medicine; American Heart Association. Physical activity and public health: updated recommendation for adults from the American College of Sports Medicine and the American Heart Association. Circulation. 2007; 116:1081-93

210   Kollath W. Lehrbuch der Hygiene. Band I Allgemeine Hygiene. 2. umgearbeitete und erweiterte Auflage, Hirzel, Leipzig 1949, S. 108

211   WHO/FAO. Diet, Nutrition and the Prevention of Chronic Diseases. Report of a Joint WHO/FAO Expert Consultation. Technical Report Series No. 916, Geneva 2003

212   Bauman AE. Updating the evidence that physical activity is good for health: an epidemiological review 2000-2003. J Sci Med Sport. 2004; 7(1 Suppl):6-19; Brown WJ, Burton NW, Rowan PJ. Updating the evidence on physical activity and health in women. Am J Prev Med. 2007; 33:404-11; Warburton DE, Nicol CW, Bredin SS. Health benefits of physical activity: the evidence. CMAJ. 2006; 174:801-9; Warburton DE, Katzmarzyk PT, Rhodes RE, Shephard RJ. Evidence-informed physical activity guidelines for Canadian adults. Can J Public Health. 2007; 98 Suppl 2:S16-68; Haskell WL, Lee IM, Pate RR, Powell KE, Blair SN, Franklin BA, Macera CA, Heath GW, Thompson PD, Bauman A; American College of Sports Medicine; American Heart Association. Physical activity and public health: updated recommendation for adults from the American College of Sports Medicine and the American Heart Association. Circulation. 2007; 116:1081-93

213   Chase NL, Sui X, Lee DC, Blair SN. The Association of Cardiorespiratory Fitness and Physical Activity With Incidence of Hypertension in Men. Am J Hypertens. 2009; 22:417-24; Sofi F, Capalbo A, Cesari F, Abbate R, Gensini GF. Physical activity during leisure time and primary prevention of coronary heart disease: an updated meta-analysis of cohort studies. Eur J Cardiovasc Prev Rehabil. 2008; 15:247-57; Oguma Y, Shinoda-Tagawa T. Physical activity decreases cardiovascular disease risk in women: review and meta-analysis. Am J Prev Med. 2004; 26:407-18; Hamer M, Chida Y. Walking and primary prevention: a meta-analysis of prospective cohort studies. Br J Sports Med. 2008; 42:238-43; Samad AK, Taylor RS, Marshall T, Chapman MA. A meta-analysis of the association of physical activity with reduced risk of colorectal cancer. Colorectal Dis. 2005; 7:204-13

214   Kruk J. Physical activity in the prevention of the most frequent chronic diseases: an analysis of the recent evidence. Asian Pac J Cancer Prev. 2007; 8:325-38

215   Wagenmakers AJ, van Riel NA, Frenneaux MP, Stewart PM. Integration of the metabolic and cardiovascular effects of exercise. Essays Biochem. 2006; 42:193-210

216   Hawley JA, Lessard SJ. Exercise training-induced improvements in insulin action. Acta Physiol (Oxf). 2008; 192(1):127-35; Horowitz JF. Exercise-induced alterations in muscle lipid metabolism improve insulin sensitivity. Exerc Sport Sci Rev. 2007; 35:192-6

217   Bonen A, Dohm GL, van Loon LJ. Lipid metabolism, exercise and insulin action. Essays Biochem. 2006; 42:47-59; Kiens B. Skeletal muscle lipid metabolism in exercise and insulin resistance. Physiol Rev. 2006; 86:205-43

97

218 Ohkawara K, Tanaka S, Miyachi M, Ishikawa-Takata K, Tabata I. A dose-response relation between aerobic exercise and visceral fat reduction: systematic review of clinical trials. Int J Obes (Lond). 2007; 31:1786-97; McTiernan A, Sorensen B, Irwin ML, Morgan A, Yasui Y, Rudolph RE, Surawicz C, Lampe JW, Lampe PD, Ayub K, Potter JD. Exercise effect on weight and body fat in men and women. Obesity (Silver Spring) 2007; 15:1496-512; Church TS, Earnest CP, Skinner JS, Blair SN. Effects of different doses of physical activity on cardiorespiratory fitness among sedentary, overweight or obese postmenopausal women with elevated blood pressure: a randomized controlled trial. JAMA. 2007; 297:2081-91; Slentz CA, Aiken LB, Houmard JA, Bales CW, Johnson JL, Tanner CJ, Duscha BD, Kraus WE. Inactivity, exercise, and visceral fat. STRRIDE: a randomized, controlled study of exercise intensity and amount. J Appl Physiol. 2005; 99:1613-8; Irwin ML, Yasui Y, Ulrich CM, Bowen D, Rudolph RE, Schwartz RS, Yukawa M, Aiello E, Potter JD, McTiernan A. Effect of exercise on total and intra-abdominal body fat in postmenopausal women: a randomized controlled trial. JAMA. 2003; 289:323-30; Ross R, Janssen I. Physical activity, total and regional obesity: doseresponse considerations. Med Sci Sports Exerc. 2001; 33(suppl):S521-7

219 Katsanos CS. Prescribing aerobic exercise for the regulation of postprandial lipid metabolism : current research and recommendations. Sports Med. 2006; 36:547-60; Kelley GA, Kelley KS. Aerobic exercise and lipids and lipoproteins in children and adolescents: a meta-analysis of randomized controlled trials. Atherosclerosis. 2007; 191:447-53; Kelley GA, Kelley KS, Tran ZV. Exercise, lipids, and lipoproteins in older adults: a meta-analysis. Prev Cardiol. 2005; 8:206-14; Kelley GA, Kelley KS. Effects of aerobic exercise on lipids and lipoproteins in adults with type 2 diabetes: a meta-analysis of randomized-controlled trials. Public Health. 2007; 121:643-55; Kelley GA, Kelley KS, Tran ZV. Aerobic exercise and lipids and lipoproteins in women: a meta-analysis of randomized controlled trials. J Womens Health (Larchmt). 2004; 13:1148-64

220 Lakka TA, Lakka HM, Rankinen T, Leon AS, Rao DC, Skinner JS, Wilmore JH, Bouchard C. Effect of exercise training on plasma levels of C-reactive protein in healthy adults: the HERITAGE Family Study. Eur Heart J. 2005; 26:2018-25; Handschin C, Spiegelman BM. The role of exercise and PGC1alpha in inflammation and chronic disease. Nature. 2008; 454:463-9; Pedersen BK, Bruunsgaard H. Possible beneficial role of exercise in modulating low-grade inflammation in the elderly. Scand J Med Sci Sports. 2003; 13:56-62; Kim ES, Im JA, Kim KC, Park JH, Suh SH, Kang ES, Kim SH, Jekal Y, Lee CW, Yoon YJ, Lee HC, Jeon JY. Improved insulin sensitivity and adiponectin level after exercise training in obese Korean youth. Obesity (Silver Spring). 2007; 15:3023-30

221 Blair SN, Brodney S. Effects of physical inactivity and obesity on morbidity and mortality: current evidence and research issues. Med Sci Sports Exerc. 1999; 31(11 Suppl):S646-62

222 Rana JS, Li TY, Manson JE, Hu FB. Adiposity compared with physical inactivity and risk of type 2 diabetes in women. Diabetes Care. 2007; 30(1):53-8; Li TY, Rana JS, Manson JE, Willett WC, Stampfer MJ, Colditz GA, Rexrode KM, Hu FB. Obesity as compared with physical activity in predicting risk of coronary heart disease in women. Circulation. 2006; 113:499-506; Hu FB, Willett WC, Li T, Stampfer MJ, Colditz GA, Manson JE. Adiposity as compared with physical activity in predicting mortality among women. N Engl J Med. 2004; 351:2694-703

223 Eaton SB, Eaton SB. An evolutionary perspective on human physical activity: implications for health. Comp Biochem Physiol A Mol Integr Physiol. 2003; 136:153-9

224 Kollath W. Lehrbuch der Hygiene. Band I Allgemeine Hygiene. 2. umgearbeitete und

erweiterte Auflage, Hirzel, Leipzig 1949, S. 108

225 Ströhle A. Sub specie evolutionis. Eine Studie zur Evolutionären Ernährungswissenschaft. Universitäts-Dissertation, naturwissenschaftliche Fakultät der Leibniz Universität Hannover 2008

226 Kollath W. Die Ordnung unserer Nahrung. 14. Auflage, Haug, Heidelberg 1988, S. 11

227 Kollath W. Lehrbuch der Hygiene. Band II Individualhygiene - Kommunalhygiene. 2. umgearbeitete und erweiterte Auflage, Hirzel, Leipzig 1949, S. 37ff

228 Mohr SB, Garland CF, Gorham ED, Garland FC. The association between ultraviolet B irradiance, vitamin D status and incidence rates of type 1 diabetes in 51 regions worldwide. Diabetologia. 2008; 51:1391-8; Mohr SB, Garland CF, Gorham ED, Grant WB, Garland FC. Relationship between low ultraviolet B irradiance and higher breast cancer risk in 107 countries. Breast J. 2008; 14:255-60; Grant WB,Garland CF. The health benefits of vitamin D greatly outweigh the health risks. Bioessays. 2008; 30:506-7; Mohr SB, Garland CF, Gorham ED, Grant WB, Garland FC. Could ultraviolet B irradiance and vitamin D be associated with lower incidence rates of lung cancer? J Epidemiol Community Health. 2008; 62:69-74; Gorham ED, Mohr SB, Garland CF, Chaplin G, Garland FC. Do sunscreens increase risk of melanoma in populations residing at higher latitudes? Ann Epidemiol. 2007; 17:956-63; Mohr SB, Garland CF, Gorham ED, Grant WB, Garland FC. Is ultraviolet B irradiance inversely associated with incidence rates of endometrial cancer: an ecological study of 107 countries. Prev Med. 2007; 45:327-31; Grant WB, Strange RC, Garland CF. Sunshine is good medicine. The health benefits of ultraviolet-B induced vitamin D production. J Cosmet Dermatol. 2003; 2:86-98; Mohr SB, Gorham ED, Garland CF, Grant WB, Garland FC. Are low ultraviolet B and high animal protein intake associated with risk of renal cancer? Int J Cancer. 2006; 119:2705-9; Grant WB, Garland CF. The association of solar ultraviolet B (UVB) with reducing risk of cancer: multifactorial ecologic analysis of geographic variation in age-adjusted cancer mortality rates. Anticancer Res. 2006; 26:2687-99; Garland CF, Garland FC. Do sunlight and vitamin D reduce the likelihood of colon cancer? Int J Epidemiol. 2006; 35:217-20; Grant WB, Garland CF, Holick MF. Comparisons of estimated economic burdens due to insufficient solar ultraviolet irradiance and vitamin D and excess solar UV irradiance for the United States. Photochem Photobiol. 2005; 81:1276-86; Garland CF. More on preventing skin cancer: sun avoidance will increase incidence of cancers overall. BMJ. 2003; 327:1228; Garland CF, Garland FC, Gorham ED. Epidemiologic evidence for different roles of ultraviolet A and B radiation in melanoma mortality rates. Ann Epidemiol. 2003; 13:395-404; Lefkowitz ES, Garland CF. Sunlight, vitamin D, and ovarian cancer mortality rates in US women. Int J Epidemiol. 1994; 23:1133-6; Grant WB. Skin aging from ultraviolet irradiance and smoking reduces risk of melanoma: epidemiological evidence. Anticancer Res. 2008; 28:4003-8; Grant WB. Scientific and social controversies regarding UV and pigmentation: the beneficial effects of UV irradiance outweigh the risks. Pigment Cell Melanoma Res. 2009; 22:137-8; Grant WB. Solar ultraviolet irradiance and cancer incidence and mortality. Adv Exp Med Biol. 2008; 624:16-30; Colli JL, Grant WB. Solar ultraviolet B radiation compared with prostate cancer incidence and mortality rates in United States. Urology. 2008; 71:531-5; Grant WB. Hypothesis ultraviolet-B irradiance and vitamin D reduce the risk of viral infections and thus their sequelae, including autoimmune diseases and some cancers. Photochem Photobiol. 2008; 84:356-65; Grant WB. The effect of solar UVB doses and vitamin D production, skin cancer action spectra, and smoking in explaining links between skin cancers and solid tumours. Eur J Cancer. 2008; 44:12-5; Grant WB. Does solar ultraviolet irradiation affect cancer mortality rates in China? Asian Pac J Cancer Prev. 2007; 8:236-42; Grant WB. A meta-analysis of second cancers after a diagnosis of

99

nonmelanoma skin cancer: additional evidence that solar ultraviolet-B irradiance reduces the risk of internal cancers. J Steroid Biochem Mol Biol. 2007; 103:668-74; Grant WB. An ecologic study of cancer mortality rates in Spain with respect to indices of solar UVB irradiance and smoking. Int J Cancer. 2007; 120:1123-8; Grant WB. Lower vitamin-D production from solar ultraviolet-B irradiance may explain some differences in cancer survival rates. J Natl Med Assoc. 2006; 98:357-64; Grant WB. Solar UV-B radiation is linked to the geographic variation of mortality from systemic lupus erythematosus in the USA. Lupus. 2004; 13:281-2; Grant WB. Ecologic studies of solar UV-B radiation and cancer mortality rates. Recent Results Cancer Res. 2003; 164:371-7

229  Holick MF, Jenkins M. Schützendes Sonnenlicht. Haug, Stuttgart 2005

230  Holick MF, Jenkins M. Schützendes Sonnenlicht. Haug, Stuttgart 2005, S. 16; weiterführende Literatur zu Arnold Rikli bei Levental Z. Der „Sonnendoktor" Arnold Rikli (1823-1906). Gesnerus. 1977; 34:394-403; Zupanic-Slavec Z, Toplak C. Water, air and light—Arnold Rikli (1823-1906). Gesnerus. 1998; 55:58-69

231  Kollath W. Lehrbuch der Hygiene. Band II Individualhygiene - Kommunalhygiene. 2. umgearbeitete und erweiterte Auflage, Hirzel, Leipzig 1949, S. 37

232  Huldschinsky K. Heilung von Rachitis durch künstliche Höhensonne. Dtsch Med Wochenschr. 1919; 45: 712-3; zur Geschichte der Rachitis vgl. Rauschmann MA, Eberhardt C, Patzel U, Thomann KD. Das rachitische X-Bein im Kindesalter. Orthopade. 2003; 32:101-9

233  Lips P. Vitamin D physiology. Prog Biophys Mol Biol. 2006; 92(1):4-8

234  Wolters M, Ströhle A, Hahn A. Neue Erkenntnisse zu Vitamin D und Vitamin B12. Dtsch Apotkek Z. 2005; 145:221-8

235  Holden JM, Lemar LE. Assessing vitamin D contents in foods and supplements: challenges and needs. Am J Clin Nutr. 2008; 88:551S-3S

236  Wolters M, Ströhle A, Hahn A. Neue Erkenntnisse zu Vitamin D und B12. Dtsch Apoth Ztg. 2005; 145:221-8

237  MacDonald PN, Baudino TA, Tokumaru H, Dowd DR, Zhang C. Vitamin D receptor and nuclear receptor coactivators: crucial interactions in vitamin D-mediated transcription. Steroids 2001; 66:171-6

238  Hahn A, Ströhle A. Vitamine. In: Schauder P, Ollenschläger G (Hrsg.): Ernährungsmedizin. Prävention und Therapie. 3. Auflage, Urban & Fischer, München/Jena 2006, S. 95-118

239  Guyton KZ, Kensler TW, Posner GH. Vitamin D and vitamin D analogs as cancer chemopreventive agents. Nutr Rev. 2003; 61:227-38

240  Zeitz U, Weber K, Soegiarto DW, Wolf E, Balling R, Erben RG. Impaired insulin secretory capacity in mice lacking a functional vitamin D receptor. FASEB J. 2003; 17:509-11

241  Ceglia L. Vitamin D and skeletal muscle tissue and function. Mol Aspects Med. 2008; 29:407-14

242  Lin R, White JH. The pleiotropic actions of vitamin D. Bioessays. 2004; 26:21-8; Hayes CE, Nashold FE, Spach KM, Pedersen LB. The immunological functions of the vitamin D endocrine system. Cell Mol Biol. 2003; 49:277-300; Griffin MD, Xing N, Kumar R. Vitamin D and its analogs as regulators of immune activation and antigen presentation. Annu Rev Nutr.

2003; 23:117-45; Adams JS, Ren S, Liu PT, Chun RF, Lagishetty V, Gombart AF, Borregaard N, Modlin RL, Hewison M. Vitamin d-directed rheostatic regulation of monocyte antibacterial responses. J Immunol. 2009; 182:4289-95

243 Samuel S, Sitrin MD. Vitamin D's role in cell proliferation and differentiation. Nutr Rev. 2008; 66(10 Suppl 2):S116-24

244 Wolters M, Ströhle A, Hahn A. Neue Erkenntnisse zu Vitamin D und B12. Dtsch Apoth Ztg. 2005; 145:221-8; Holick MF. Vitamin D: importance in the prevention of cancers, type 1 diabetes, heart disease, and osteoporosis. Am J Clin Nutr. 2004; 79:362-71; Holick MF. Vitamin D: a D-Lightful health perspective. Nutr Rev. 2008; 66(10 Suppl 2):S182-94; Holick MF, Chen TC. Vitamin D deficiency: a worldwide problem with health consequences. Am J Clin Nutr. 2008; 87:1080S-6S

245 Gorham ED, Garland CF, Garland FC, Grant WB, Mohr SB, Lipkin M, Newmark HL, Giovannucci E, Wei M, Holick MF. Optimal vitamin D status for colorectal cancer prevention: a quantitative meta analysis. Am J Prev Med. 2007; 32:210-6

246 Giovannucci E. Vitamin D status and cancer incidence and mortality. Adv Exp Med Biol. 2008; 624:31-42; Giovannucci E. Vitamin D and cancer incidence in the Harvard cohorts. Ann Epidemiol. 2009; 19:84-8; Garland CF, Gorham ED, Mohr SB, Grant WB, Giovannucci EL, Lipkin M, Newmark H, Holick MF, Garland FC. Vitamin D and prevention of breast cancer: pooled analysis. J Steroid Biochem Mol Biol. 2007; 103:708-11

247 Pilz S, Dobnig H, Winklhofer-Roob B, Riedmüller G, Fischer JE, Seelhorst U, Wellnitz B, Boehm BO, März W. Low serum levels of 25-hydroxyvitamin D predict fatal cancer in patients referred to coronary angiography. Cancer Epidemiol Biomarkers Prev. 2008; 17:1228-33; Giovannucci E, Liu Y, Rimm EB, Hollis BW, Fuchs CS, Stampfer MJ, Willett WC. Prospective study of predictors of vitamin D status and cancer incidence and mortality in men. J Natl Cancer Inst. 2006; 98:451-9

248 Lappe JM, Travers-Gustafson D, Davies KM, Recker RR, Heaney RP. Vitamin D and calcium supplementation reduces cancer risk: results of a randomized trial. Am J Clin Nutr. 2007; 85:1586-91

249 Cantorna MT. Vitamin D and multiple sclerosis: an update. Nutr Rev. 2008; 66(10 Suppl 2):S135-8; Ascherio A, Munger K. Epidemiology of multiple sclerosis: from risk factors to prevention. Semin Neurol. 2008; 28:17-28; Ascherio A, Munger KL. Environmental risk factors for multiple sclerosis. Part II: Noninfectious factors. Ann Neurol. 2007; 61:504-13

250 Ginde AA, Mansbach JM, Camargo CA, Jr. Association between serum 25-hydroxyVitamin-D level and upper respiratory tract infection in the Third National Health and Nutrition Examination Survey. Arch Intern Med. 2009; 169:384-90

251 Nnoaham KE, Clarke A. Low serum Vitamin-D levels and tuberculosis: a systematic review and meta-analysis. Int J Epidemiol. 2008; 37:113-9

252 Gibney KB, MacGregor L, Leder K, et al. Vitamin-D deficiency is associated with tuberculosis and latent tuberculosis infection in immigrants from sub-Saharan Africa. Clin Infect Dis. 2008; 46:443-6

253 Griffin MD, Xing N, Kumar R. Vitamin D and its analogs as regulators of immune activation and antigen presentation. Annu Rev Nutr. 2003; 23:117-45; Adams JS, Ren S, Liu PT, Chun RF,

Lagishetty V, Gombart AF, Borregaard N, Modlin RL, Hewison M. Vitamin d-directed rheostatic regulation of monocyte antibacterial responses. J Immunol. 2009; 182:4289-95

254 Erweitert nach: Wolters M, Ströhle A, Hahn A. Neue Erkenntnisse zu Vitamin D und B12. Dtsch Apoth Ztg. 2005; 145:221-8

255 Themengebiet „Osteopathien": Bischoff-Ferrari HA, Willett WC, Wong JB, Stuck AE, Staehelin HB, Orav EJ, Thoma A, Kiel DP, Henschkowski J. Prevention of nonvertebral fractures with oral vitamin D and dose dependency: a meta-analysis of randomized controlled trials. Arch Intern Med. 2009; 169:551-61; Boonen S, Lips P, Bouillon R, Bischoff-Ferrari HA, Vander-schueren D, Haentjens P. Need for additional calcium to reduce the risk of hip fracture with vitamin d supplementation: evidence from a comparative metaanalysis of randomized controlled trials. J Clin Endocrinol Metab. 2007; 92:1415-23; Cranney A, Weiler HA, O'Donnell S, Puil L. Summary of evidence-based review on vitamin D efficacy and safety in relation to bone health. Am J Clin Nutr. 2008; 88:513S-9S

256 Themengebiet „Myopathie": Broe KE, Chen TC, Weinberg J, Bischoff-Ferrari HA, Holick MF, Kiel DP. A higher dose of vitamin d reduces the risk of falls in nursing home residents: a randomized, multiple-dose study. J Am Geriatr Soc. 2007; 55:234-9; Bischoff-Ferrari HA, Orav EJ, Dawson-Hughes B. Effect of holecalciferol plus calcium on falling in ambulatory older men and women: a 3-year randomized controlled trial. Arch Intern Med. 2006; 166:424-30

257 Themengebiet „Entzündliche Erkrankungen und Autoimmunerkrankheiten": Cantorna MT. Vitamin D and multiple sclerosis: an update. Nutr Rev. 2008; 66(10 Suppl 2):S135-8; Ascherio A, Munger K. Epidemiology of multiple sclerosis: from risk factors to prevention. Semin Neurol. 2008; 28:17-28; Ascherio A, Munger KL. Environmental risk factors for multiple sclerosis. Part II: Noninfectious factors. Ann Neurol. 2007; 61:504-13; Munger KL, Levin LI, Hollis BW, Howard NS, Ascherio A. Serum 25-hydroxyvitamin D levels and risk of multiple sclerosis. JAMA. 2006; 296:2832-8; Cutolo M, Otsa K, Uprus M, Paolino S, Seriolo B. Vitamin D in rheumatoid arthritis. Autoimmun Rev. 2007; 7:59-64; Leventis P, Patel S. Clinical aspects of vitamin D in the management of rheumatoid arthritis. Rheumatology (Oxford). 2008; 47:1617-21; Merlino LA, Curtis J, Mikuls TR, Cerhan JR, Criswell LA, Saag KG. Iowa Women's Health Study. Vitamin D intake is inversely associated with rheumatoid arthritis: Results from the Iowa Women's Health Study. Arthritis Rheum. 2004; 50:72-7; Cantorna MT. Vitamin D and its role in immunology: multiple sclerosis, and inflammatory bowel disease. Prog Biophys Mol Biol. 2006; 92:60-4; Lim WC, Hanauer SB, Li YC. Mechanisms of disease: vitamin D and inflammatory bowel disease. Nat Clin Pract Gastroenterol Hepatol. 2005; 2:308-15

258 Themengebiet „Bluthochdruck": Martini LA, Wood RJ. Vitamin D and blood pressure connection: update on epidemiologic, clinical, and mechanistic evidence. Nutr Rev. 2008; 66:291-7; Judd SE, Nanes MS, Ziegler TR, Wilson PW, Tangpricha V. Optimal vitamin D status attenuates the age-associated increase in systolic blood pressure in white Americans: results from the third National Health and Nutrition Examination Survey. Am J Clin Nutr. 2008; 87:136-41; Li YC, Qiao G, Uskokovic M, Xiang W, Zheng W, Kong J. Vitamin D: a negative endocrine regulator of the renin-angiotensin system and blood pressure. J Steroid Biochem Mol Biol. 2004; 89-90:387-92

259 Themengebiet „Kardiovaskuläre Erkrankungen": Lee JH, O'Keefe JH, Bell D, Hensrud DD, Holick MF. Vitamin D deficiency an important, common, and easily treatable cardiovascular risk factor?. J Am Coll Cardiol. 2008; 52:1949-56; Giovannucci E, Liu Y, Hollis BW, Rimm EB.

25-hydroxyvitamin D and risk of myocardial infarction in men: a prospective study. Arch Intern Med. 2008; 168:1174-80; Zittermann A, Schleithoff SS, Koerfer R. Putting cardiovascular disease and vitamin D insufficiency into perspective. Br J Nutr. 2005; 94:483-92; Zittermann A, Frisch S, Berthold HK, Götting C, Kuhn J, Kleesiek K, Stehle P, Koertke H, Koerfer R. Vitamin D supplementation enhances the beneficial effects of weight loss on cardiovascular disease risk markers. Am J Clin Nutr. 2009; 89:1321-7; Pilz S, Dobnig H, Nijpels G, Heine RJ, Stehouwer CD, Snijder MB, van Dam RM, Dekker JM. Vitamin D and mortality in older men and women. Clin Endocrinol (Oxf). 2009 Feb 18. [Epub ahead of print] PubMed PMID: 19226272; Dobnig H, Pilz S, Scharnagl H, Renner W, Seelhorst U, Wellnitz B, Kinkeldei J, Boehm BO, Weihrauch G, Maerz W. Independent association of low serum 25-hydroxyvitamin d and 1,25-dihydroxy-vitamin d levels with all-cause and cardiovascular mortality. Arch Intern Med. 2008; 168:1340-9

260 Themengebiet „Diabets mellitus": Liu E, Meigs JB, Pittas AG, McKeown NM, Economos CD, Booth SL, Jacques PF. Plasma 25-hydroxyvitamin d is associated with markers of the insulin resistant phenotype in nondiabetic adults. J Nutr. 2009; 139:329-34; Pittas AG, Lau J, Hu FB, Dawson-Hughes B. The role of vitamin D and calcium in type 2 diabetes. A systematic review and meta-analysis. J Clin Endocrinol Metab. 2007; 92:2017-29; Zipitis CS, Akobeng AK. Vitamin D supplementation in early childhood and risk of type 1 diabetes: a systematic review and meta-analysis. Arch Dis Child. 2008; 93:512-7

261 Themengebiet „Hauterkrankungen": Brown AJ, Slatopolsky E. Vitamin D analogs: therapeutic applications and mechanisms for selectivity. Mol Aspects Med. 2008; 29:433-52; Reichrath J. Vitamin D and the skin: an ancient friend, revisited. Exp Dermatol. 2007; 16:618-25; Lehmann B. Role of the vitamin D3 pathway in healthy and diseased skin—facts, contradictions and hypotheses. Exp Dermatol. 2009; 18:97-108

262 Bischoff-Ferrari HA. The 25-hydroxyvitamin D threshold for better health. J Steroid Biochem Mol Biol. 2007; 103:614-9

263 Bischoff-Ferrari HA, Giovannucci E, Willett WC, Dietrich T, Dawson-Hughes B. Estimation of optimal serum concentrations of 25-hydroxyvitamin D for multiple health outcomes. Am J Clin Nutr. 2006; 84:18-28

264 Webb AR, Engelsen O. Calculated ultraviolet exposure levels for a healthy vitamin D status. Photochem Photobiol. 2006; 82:1697-703

265 Heaney RP. The Vitamin D requirement in health and disease. J Steroid Biochem Mol Biol. 2005; 97:13-9

266 Ströhle A. Vitamin D - darf es ein bisschen mehr sein? UGB-Forum 2009; 26:68-71

267 Hintzpeter B, Mensink GB, Thierfelder W, Müller MJ, Scheidt-Nave C. Vitamin D status and health correlates among German adults. Eur J Clin Nutr. 2008; 62:1079-89

268 Holick MF, Chen TC. Vitamin D deficiency: a worldwide problem with health consequences. Am J Clin Nutr. 2008; 87:1080S-6S.; Holick MF. Vitamin D deficiency. N Engl J Med. 2007; 357:266-81

269 Cashman KD, Wallace JM, Horigan G, Hill TR, Barnes MS, Lucey AJ, Bonham MP, Taylor N, Duffy EM, Seamans K, Muldowney S, Fitzgerald AP, Flynn A, Strain J, Kiely M. Estimation of the dietary requirement for vitamin D in free-living adults >=64 y of age. Am J Clin Nutr. 2009; 89:1366-74; Cashman KD, Hill TR, Lucey AJ, Taylor N, Seamans KM, Muldowney S,

103

Fitzgerald AP, Flynn A, Barnes MS, Horigan G, Bonham MP, Duffy EM, Strain JJ, Wallace JM, Kiely M. Estimation of the dietary requirement for vitamin D in healthy adults. Am J Clin Nutr. 2008; 88:1535-42; Aloia JF, Patel M, Dimaano R, Li-Ng M, Talwar SA, Mikhail M, Pollack S, Yeh JK. Vitamin D intake to attain a desired serum 25-hydroxyvitamin D concentration. Am J Clin Nutr. 2008; 87:1952-8

270  Cashman KD, Hill TR, Lucey AJ, Taylor N, Seamans KM, Muldowney S, Fitzgerald AP, Flynn A, Barnes MS, Horigan G, Bonham MP, Duffy EM, Strain JJ, Wallace JM, Kiely M. Estimation of the dietary requirement for vitamin D in healthy adults. Am J Clin Nutr. 2008; 88:1535-42; Nelson ML, Blum JM, Hollis BW, Rosen C, Sullivan SS. Supplements of 20 microg/d cholecalciferol optimized serum 25-hydroxyvitamin D concentrations in 80% of premenopausal women in winter. J Nutr. 2009; 139:540-6

271  Cashman KD, Wallace JM, Horigan G, Hill TR, Barnes MS, Lucey AJ, Bonham MP, Taylor N, Duffy EM, Seamans K, Muldowney S, Fitzgerald AP, Flynn A, Strain J, Kiely M. Estimation of the dietary requirement for vitamin D in free-living adults >=64 y of age. Am J Clin Nutr. 2009; 89:1366-74

272  Bischoff-Ferrari HA. The 25-hydroxyvitamin D threshold for better health. J Steroid Biochem Mol Biol. 2007; 103:614-9; Bischoff-Ferrari HA, Giovannucci E, Willett WC, Dietrich T, Dawson-Hughes B. Estimation of optimal serum concentrations of 25-hydroxyvitamin D for multiple health outcomes. Am J Clin Nutr. 2006; 84:18-28; Holick MF, Chen TC. Vitamin D deficiency: a worldwide problem with health consequences. Am J Clin Nutr. 2008; 87:1080S-6S

273  Deutsche Gesellschaft für Ernährung (DGE), Österreichische Gesellschaft für Ernährung (ÖGE), Schweizerische Gesellschaft für Ernährung (SGE), Schweizerische Vereinigung für Ernährung (SVE): Referenzwerte für die Nährstoffzufuhr. 3. vollständig durchgesehener und korrigierter Nachdruck, Frankfurt am Main, Umschau/Braus 2008, S. 82

274  Brown JP, Josse RG. Scientific Advisory Council of the Osteoporosis Society of Canada. 2002 clinical practice guidelines for the diagnosis and management of osteoporosis in Canada. CMAJ. 2002; 167(10 Suppl):S1-34

275  Wagner CL, Greer FR; American Academy of Pediatrics Section on Breastfeeding; American Academy of Pediatrics Committee on Nutrition. Prevention of rickets and vitamin D deficiency in infants, children, and adolescents. Pediatrics. 2008; 122:1142-52

276  a.a.O., S. 62

277  Ströhle A, Döring F. Zur Molekularisierung der Ernährungsforschung oder was heißt und zu welchem Ende treibt man Ernährungswissenschaft? Teil 1: Der wissenschaftliche Status quo der Ernährungswissenschaft. Ernähr-Umschau 56: 202-207, 2009; Ströhle A, Döring F. Die Ernährungsforschung im Zeitalter der Molekularisierung oder: Was heißt und zu welchem Ende treibt man Ernährungswissenschaft? Schriftenreihe des Instituts für Humanernährung und Lebensmittelkunde der Christian-Albrechts-Universität zu Kiel, Band 51. Der Andere Verlag, Tönning/Lübeck/Marburg 2009

278  Chargaff E, Das Feuer des Heraklit. Skizzen von einem Leben vor der Natur. Deutscher Taschenbuch Verlag, Stuttgart 1995, S. 95

279  Chargaff E, Das Feuer des Heraklit. Skizzen von einem Leben vor der Natur. Deutscher Taschenbuch Verlag, Stuttgart 1995, S. 51

280  Kollath W. Die Ordnung unserer Nahrung. 17., unveränderte Auflage, Haug, Heidelberg 2005, S. XIX und S. 62281

282  Chargaff E, Das Feuer des Heraklit. Skizzen von einem Leben vor der Natur. Deutscher Taschenbuch Verlag, Stuttgart 1995, S. 29

283  Kollath W. Die Ordnung unserer Nahrung. 17., unveränderte Auflage, Haug, Heidelberg 2005, S. XIX

284  American Heart Association Nutrition Committee, Lichtenstein AH, Appel LJ, Brands M, Carnethon M, Daniels S, Franch HA, Franklin B, Kris-Etherton P, Harris WS, Howard B, Karanja N, Lefevre M, Rudel L, Sacks F, Van Horn L, Winston M, Wylie-Rosett J. Diet and lifestyle recommendations revision 2006: a scientific statement from the American Heart Association Nutrition Committee. Circulation. 2006 Jul 4;114:82-96.

285  World Cancer Research Fund, American Institute for Cancer Research: Food, nutrition, physical activity and the prevention of cancer: a global perspective. American Institute for Cancer Research, Washington D.C., 2007

286  Willett WC. Eat, Drink, and be Healthy. The Harvard Medical School Guide to Healthy Eating. Free Press, 2005

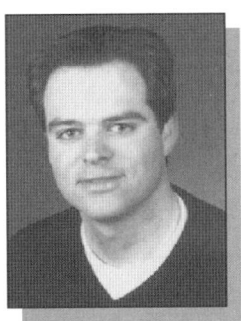

Dr. rer. nat. Alexander Ströhle
Lange Str. 68
34131 Kassel

## Über den Autor

Dr. rer nat. Alexander Ströhle (Jg. 1973) studierte Ernährungswissenschaft an der Justus-Liebig-Universität Gießen (Diplom 2001). Dabei tauschte er des Öfteren ernährungswissenschaftliche Vorlesungen gegen Veranstaltungen ein, die vom dortigen Zentrum für Philosophie und Grundlagen der Wissenschaft angeboten wurden.

Seit Oktober 2001 ist er wissenschaftlicher Mitarbeiter in der Abteilung Ernährungsphysiologie und Humanernährung des Instituts für Lebensmittelwissenschaft und Ökotrophologie der Leibniz Universität Hannover.

Im Rahmen seiner 2008 abgeschlossenen Dissertation nahm er die junge Disziplin der Evolutionsmedizin unter die ernährungswissenschaftliche und biophilosophische Lupe. Sein wissenschaftliches Interesse gilt den ernährungswissenschaftlichen Aspekten der Evolutionsmedizin, dem Ernährungsverhalten von (prä)historischen Jägern und Sammlern und der vegetarischen Ernährung. Ein weiterer Interessensschwerpunkt seiner Tätigkeit umfasst die präventive Wirkung von verschiedenen Mikronährstoffen.

Was den Fortschritt der Wissenschaften betrifft, so ist er skeptisch und attestiert mit Erwin Chargaff (1905-2002): „Je mehr wir wissen, desto weniger wissen wir". Diesem folgt er auch in der Auffassung, wonach die (Natur)Wissenschaften wieder klein werden müssten.

106